書下ろし

ぜんそくは自分で治せる

久徳重和

祥伝社黄金文庫

本書は祥伝社黄金文庫のために書下ろされた。

まえがき

「結論から先に申し上げますと、気管支《きかんし》ぜんそくの臨床は、いままでの混迷の時代から、まったく『新しい時代』に入ったといえます。いままでの『わからない・治らない』という時代から『原因を分析し実行すれば治る』時代に入ったのです…」

これは筆者の父久徳重盛《きゅうとくしげもり》が著した「自分で治せるぜんそく根治療法」（マキノ出版）の序文です。

筆者らは昭和36年から「ぜんそくを治す」ことを目標とした「総合根本療法」を行っていますが、この「自分で…」はその総合根本療法の「教科書」として昭和53年に出版されています。

総合根本療法は相当に効率よくぜんそくを治すことができる治療法です。そして筆者らはこの治療法については完全にオープンにして、学会発表・論文・勉強会・講演会などでも発表・報告していますが、残念なことに現在でも、「ぜんそくは治らない・治せない」といって、一生薬を使い続ける治療が推奨されているのがわが国のぜんそく治療の現状です。

本書では、この、「ぜんそくは治らない」という「ウソ」が拡がってしまった経緯についての批判も含めて「ぜんそくを治す治療」である総合根本療法の実践的な進め方を解説しました。

第1章では「ぜんそくとはどのような病気なのか」を、ぜんそくとはまったく縁のない人にもご理解いただけるように解説しています。

第2章では、「毎日の生活のありようとぜんそくのかかわり」と、筆者らの考える「ぜんそくの本当の原因」および「根治《こんち》のための基礎知識」を詳しく説明しています。

第3章では、本来は「治すことができる病気」であるぜんそくが、なぜ「治らない病気」にされてしまったのか？　という歴史的な流れと、根治を目指すためにきわめて重要でありながら、現在のぜんそく治療ではほぼ完全に見落とされている心因への対応について解説しました。

第4章では、総合根本療法の具体的な進め方と押さえるべきポイントについて、前著「自分で…」の説明不足を補う形で解説し直しています。たとえばぜんそくの原因分析については、前著では「幅広くすべてのパターン」を分析する手法が説明されていますが、本書では「深く掘り下げる」手法を小児の典型的な発症例を用いて説明しました。また前著ではほとんど触れられていなかった、さまざまな種類の薬の効能とか、心理療法も含めた「総合医学的なアレルギー対策」についても解説しています。さらには、アフターケアから再発防止、小児ぜんそくでの「ピントはずれなアレルギー対策」などについての解説も加えました。

重要な部分では前著と重複しているところもありますが、本書は前著の説明不足を補うことも目的にした、総合根本療法の「2冊目の教科書」としてまとめられています。ですから当然のことですが、2冊を併せてお読みいただくことによりぜんそく根治についての知識はより確実なものになります。

本書をお読みになる場合には、勉強をするつもりで教科書のようにご利用になることをお勧めします。さらさらと一読して「へーそうなんだー」という読み方ではあまり効果はありません。

本書の利用法としては、①まず読みながら思い当たるところに線を引いてください。②一読した後、線を引いたところを見直しますと、自分（または子どもさんの）のぜんそくの原因が総合的に見えてくるはずです。③その箇所についてオーダーメイドの対策を進めていけば、必ずぜんそくは改善に向かいます。④定期的に線を引いた部分を見直して、改められたところを除外していけば、問題点として何が残っているのかがわかります。⑤問題点の残りが少なくなれば少なくなるほど、ぜんそくを「自分で治す」ことができるようになっていきます。

なお「すべての動物の中で人間だけがぜんそくになるのはなぜか」と「ぜんそくにしない育て方」の基本理論である等差数列成長説の詳細については、専門的になりすぎるため本書では割愛しました。これらの点について興味がおありの方は拙著「人間形成障害」（祥伝社新書）を参照していただければと思います。

結論を繰り返しますが、気管支ぜんそくは「治る病気であり治せる病気」です。本書をご利用になって一人でも多くの方がぜんそくを根治されることを願ってやみません。

平成25年10月

久徳重和《きゅうとくしげかず》

「症例」や「体験談」の取り扱いについて

さまざまなぜんそくの症例や患者さんの体験談は、治療を進めるうえで大いに参考になります。本書でもなるべく多くの症例や体験談を掲載しようと考えていました。

しかし実際に作業を進めてみますといろいろと難しい問題が出てきました。一つの症例でも10ページ程度を必要としますし、短くすると主旨が伝わりにくくなります。文字を小さくするのにも限界がありました。

このような理由で、本書では症例などの掲載は最低限として、必要なものは久徳クリニックのホームページでご覧いただくという形にさせていただきました。

これは「久徳クリニックのホームページを見なければ本書の内容が理解できない」ということではありません。「参考資料は久徳クリニックのホームページで閲覧できる」とご理解ください。

本文中に、（☞121号「初めての体験」）のように記載されている場合は、当院ホームページの「トップページ→ぜんそくジャーナル→記載号数の該当表題」のところでご覧いただけるようになっています。

もくじ

第2章
ぜんそくはなぜ起きるの？
ぜんそくの原因は気道の慢性炎症？

第3章 ぜんそくは、なぜ「治らない」と言われるのか？

現在行われているぜんそく治療の問題点

第4章 ぜんそくを根本的に治すにはどうすればいいの?

ぜんそくを治すための「総合根本療法」

本文装丁／盛川和洋

第1章

「ぜんそく」って何?

まずはぜんそくの基本的なことを理解しよう

ぜんそくはよく知られた病気ですが、「では、どういう病気ですか?」と聞かれて正しく答えられる人はそう多くはありません。ぜんそく治療は、何よりもまず「ぜんそくとは何か」をしっかり理解すること。それが「根治（＝治しきる）」ための第一歩です。

【1】ぜんそくって、どういう病気なの?

●「ヒューヒュー」「ゼーゼー」いって、呼吸が苦しくなる

「あの辛《つら》さはなったものでないとわからない……」

ぜんそくの患者さんは、みなさんそうおっしゃいます。

ぜんそくは「喘息」と書きます。読んで字のごとく喘《あえ》ぎながら息をするようになる病気です。これは空気の通り道である気道（気管支など）が狭くなり、空気の流れが悪くなってしまうからです。

この状態になると、①喘鳴《ぜんめい》といって息をするときに「ヒューヒュー」「ゼーゼー」という音がするようになる、②激しく咳《せ》き込む、③唾《つば》のような透明な痰《たん》が出る（細菌感染を合併すると黄色や緑色の膿《うみ》のような色になる）、④息苦しい、などの症状が現れるようにな

ります。

喘鳴が現れる理由は、狭くなった気道を空気が無理をして通るためです。喘鳴は息を吐くときに強く、吸うときには弱くなります。肺の構造上、息を吸うときより吐くときのほうが気管支が細くなるからです。

息苦しさと喘鳴の強さは比例するとは限りません。息苦しさも軽いうちは「動くと少し息切れがする」程度のものから、ひどくなれば動くことが辛くなったり、夜間眠れないなどの生活への支障が現れます。さらに悪化すると動くことが困難になり、横になるよりも座ったほうが楽になるという「起座呼吸」や、爪や唇が紫色になる「チアノーゼ」が起こります。さらにひどくなれば苦悶《くもん》状態となり、最悪の場合は窒息死します。喘鳴と同じような理由で息を吐くときのほうが苦しいのが普通です。

これらの症状がいわゆるぜんそくの「発作」です。

発作は本人の意識とは無関係に「勝手に自動的に」始まります。喘鳴のみで数時間で自然におさまっていく程度のものから、どれだけ薬を使っても重症状態が改善しない重症難治性と呼ばれるものまで幅の広い症状が現れます。

発作は寝入りばなや明け方などの夜間に起こりやすいのが特徴です。季節の変わり目

（春や秋）、梅雨《つゆ》、台風などにともなって現れることも珍しくありません。

なお、ぜんそくの症状には、風邪や気管支炎や過呼吸症候群などの病気と紛《まぎ》らわしいものもあります。この点についても本章でお話しします。

[2] ぜんそくの発作はなぜ起こるの？

●「ありふれたきっかけ」が発作の原因になる

ぜんそくの患者さんの気管支（気道）は表面の繊毛細胞が剥離《はくり》して炎症を起こし、皮膚でいえば「薄皮がむけてピリピリしているような過敏な状態」になっています。この気道の慢性の炎症については古くから知られていて、ぜんそくのことを「剥離性気管支炎《はくりせいきかんしえん》」と呼んでは？　と提唱された時代もあります。

この「慢性炎症による気道の過敏性の亢進《こうしん》」が喘息発作の直接の原因です。アセチルコリンという薬で調べてみると、健康な人の１０００倍以上も敏感になっています。この敏感な粘膜がさまざまな「きっかけ」に反応して発作が引き起こされるのです。

ぜんそくというと、「アレルギーが原因でしょ？」と思われがちですが、現実にはこの

「発作のきっかけ」は、日常的でありふれたさまざまな刺激や変化であることが多いのです。

たとえば寝入りばなとか明け方、季節の変わり目、梅雨、台風などの気候の変化とか、温度変化、雨に濡《ぬ》れる、生理の前、運動、大声で笑う、たばこの煙・香水などの臭《にお》いも「きっかけ」となり発作を引き起こします。

また不安や不満などの感情や、小児では弟・妹が生まれる、入園・入学、行事の前後、母親の実家に行くなどの、日常生活の中のありふれた状況（気分）の変化も「きっかけ」になります。

アレルギーもこれらの「ありふれた刺激」の一つです。ダニ・ハウスダスト・食物・動物の毛などさまざまな物質が発作の引き金になります。これらの物質は「健常人には何の影響も与えないありふれた物質」ですが、喘息の患者さんでは発作を引き起こす「きっかけ」になるのです。このアレルギーには4つの型があり、ぜんそくやアトピー性皮膚炎などにかかわるアレルギーは「I型」のアレルギーで、「即時型」とか「アナフィラキシー型」とも呼ばれます。本書では特に断りがない限り「アレルギー」＝「I型アレルギー」としてお話ししています。

このように、「日常的な取るに足らないありふれたきっかけに気管支が過敏に反応して発作が引き起こされる」ことがぜんそくという病気の特徴です。そしてこの**「とんでもなく敏感になった気管支」が喘息発作の直接の原因**ということになります。

そして、発作が起きたときの気管支では次のような変化が起きています。

①気管支がけいれんを起こして細くなり（収縮）、空気の通り道（気道）が狭くなる。

②気管支の粘膜がむくんで腫《は》れあがり（浮腫《ふしゅ》）、気道がさらに狭くなる。

③気管支内に痰が湧《わ》き出して気道を閉塞させるため、気道はいっそう狭くなる。

空気の流れが悪くなるのはこのためです。そしてその結果として、息をするたびに「ヒューヒュー」「ゼーゼー」といったり、ひどく咳き込んだり、たくさん痰が出たり、呼吸が苦しくなったりするわけです。これがぜんそくの発作の仕組みです。

ぜんそくの発作は、とんでもなく敏感になった気管支が自動的にこの①から③を引き起こしてしまった結果なのです。

●「発作がおさまった」＝「ぜんそくが治った」ではない

ぜんそく発作の強さは呼吸困難の強さにより次の四段階に分けられます。

①喘鳴のみ：「ヒューヒュー」「ゼーゼー」というだけで息苦しさはない状態
②小発作：息苦しさはあるが、横になれる程度の状態
③中発作：横になれず、座ったほうが楽な状態
④大発作：動くのも辛い状態

ぜんそくの発作は最悪の場合には生命の危険をともないますが、そこまで重症ではない場合には、数時間で自然におさまっていくこともありますし、気管支拡張薬でもおさまります。相当強い発作で緊急入院になったとしてもステロイドホルモンなどを使えば大体は1週間程度でおさまります。発作が完全におさまれば呼吸機能はまったく正常に戻ります。そして発作がなければあとはまったくケロッとしています。

それだけに患者さんのなかには、喉元《のどもと》過ぎれば何とやらで、「発作がおさまった＝ぜんそくが治った」と考えて、治療に身が入らなくなる人が少なくありません。でも、これはダメ。油断はしばしば次の発作につながります。

発作がおさまっても、気道の過敏性が残る限り、ぜんそくが「治った」わけではないからです。その治療をきちんとしないと発作を繰り返すことが多く、これが何度も続くと気管支の壁がだんだん厚くなり元に戻らなくなってしまいます。

「リモデリング」といわれる現象（図1）で、こうなると気管支の壁が厚くなった分だけ気管支の「内腔《ないくう》（＝気道）」が狭くなってしまいます。この変化は元へは戻りませんから、進行していくと最終的には本章［4］でお話しする「COPD（慢性閉塞性肺疾患）」と同じような状態になり、発作がないときでも呼吸機能が常に低下した状態になります。その結果、さらに発作が重症化しやすくなるという悪循環に陥ってしまいます。

発作がおさまった状態は、とりあえず消火には成功したものの、まだ火種がくすぶっている状態です。ニトロ製剤を飲んで狭心症の発作がおさまっても狭心症が治ったとはいえません。それと同じです。気道過敏性を取り去らない限り、いつ発作が再発してもおかしくないのです。ぜんそくが「治る」というのは「薬を使わなくても発作が起こらない状態が一生続く」状態になることなのです。詳しくは第3章［11］でお話しします。

●ぜんそくの原因は「気道の慢性炎症」と言われていますが……

ぜんそく治療の指針である『喘息予防・管理ガイドライン』(1)や『小児気管支喘息治療・管理ガイドライン』(2)は、「喘息とは慢性的な気道の炎症が基本病態である」と定義づけています。

（図１）　気管支壁のリモデリング

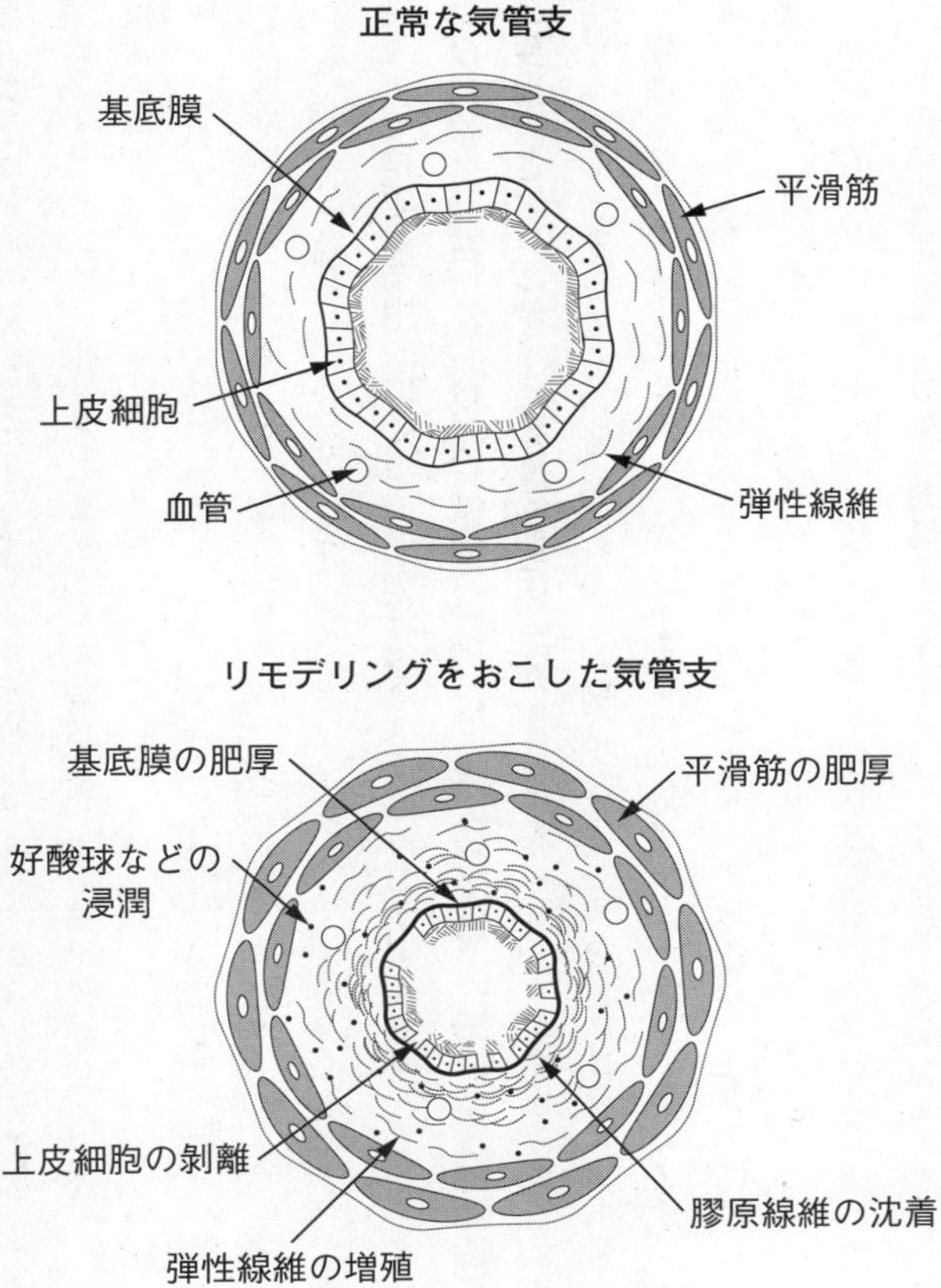

気道の慢性炎症は気道の過敏性を生み出しますから、ぜんそくの「発作の原因」であることは間違いありませんが、ぜんそくそのものの原因ではありません。

では、気道の慢性炎症はそもそもなぜ起こるのでしょうか？――。ガイドラインではその主な原因を小児の場合は「特定の遺伝子と環境要因の相互作用」、成人の場合は「リンパ球とか好酸球などを中心とする免疫システム（＝アレルギー）」なども挙げていますが、現実の治療現場では「ぜんそくの原因は気道の慢性炎症」として、吸入ステロイドを中心にした治療が推奨されているのが実情です。

筆者および久徳クリニック（以下、筆者ら）では、**ぜんそくは、「心（心理的要因）と体（生理的要因）とアレルギー（免疫的要因）」が複雑に絡《から》み合った総合医学的な病気で**あると考えています。そしてその背景には、生育環境に由来する自律神経（アドレナリン）と副腎機能（ステロイドホルモン）の「不安定さの形成」がかかわっています。

ですから、ぜんそくを気道の慢性炎症という身体的な単一の原因に「まとめて」しまうような考え方では、ぜんそくの根本的な改善は難しくなります。

ぜんそくを根本的に改善させるためには、ほんとうの原因を知らなくてはなりません。この点については第2章以降で詳しくお話しします。

【3】ぜんそくはどのようにして始まるの？

●ぜんそくの始まりは風邪とよく似ている

ぜんそくが発症するときには、その症状は鼻に始まり喉《のど》から気管支へと気道を上から下へ進行することが多いようです。特に乳幼児でこの兆候は顕著です。

乳幼児がぜんそくになっていく場合には、まず、鼻水が出たり、鼻がつまったり、くしゃみが出るなどの鼻症状から始まります。次に喉がムズムズしたり、声が嗄《か》れたり、発作性の咳などの症状が現れます。咳は夜間、特に寝入りばなと明け方とか、春や秋、梅雨、季節の変わり目など、一定の時期や時間に現れやすいことも特徴です。

ぜんそくの前触れともいうべきこれらの症状は、ウイルスとか細菌が原因の「感染性の風邪」（以下、風邪）の症状によく似ていますが、実はまったくの別物です。これらの症状は、「患者さんの体質から発生する、風邪に極めてよく似た症状」なのです（以下、体質性の風邪）。

大人の場合のぜんそくの前触れは子どもよりも鼻症状が少なく、咳が主体になることが多いようです。本章［4］でお話しする「咳ぜんそく」がその代表格です。「体質性の風邪」は小児ぜんそくの約8割に、「咳ぜんそく」は大人のぜんそくの約5割に発症の前触れとして現れます。

体質性の風邪には現在でも正式な病名は付いていないようです。「いわゆる風邪をひきやすい子」とか「易感染性《いかんせんしょう》（＝感染を起こしやすい）」と呼ばれることが多いのですが、筆者の父・久徳重盛（以下、先代久徳）は1975年にこの症状について「反覆性体質性呼吸器症候群」として以下のように報告しています(3)。

●反覆性体質性呼吸器症候群（久徳）

【原因】親の心配性や誤解から、乳幼児期に日光浴や外出、「高い高い」などの「荒々しくイキイキとした経験・遊び」が乏しくなり、「寒いと風邪を引く」と考えて薄着や冬の外遊びなどが減少する結果として、乳幼児の身体が鍛えられず「ぜんそくやアトピーを抑えるホルモン」であるアドレナリンやステロイドの働きが充実しなくなる。その結果として乳幼児の呼吸器に自律神経失調性の症状が表れる。

【症状】鼻水、くしゃみ、咳などの上気道症状が主体である。早ければ生後1～2ヶ月から表れ、感染性の風邪とは異なり、原則として熱はなく、家族・兄弟に感染することもなく「本人のみ」に症状が表れる。春秋に好発し、症状（特に咳は）「あたかも体の中に時計があるかのように」寝入りばなや明け方に表れやすい。日中は、はしゃぐ、運動、冷気吸入、昼寝などで悪化する。自律神経性の症状なので、風邪薬は効果がなく、症状は毎週・毎月のように反覆して表れる。

【経過】「上気道炎、気管支炎」などの「感染性の風邪」と誤診されやすく、一般的な風邪薬と抗生剤が処方され、安静・保温の指導がなされることが多い。親がこの誤った指導を疑いなく受け入れ、厚着、外出、運動を控えるなどの「安静を保つ努力」を続けることにより症状は進行し、呼吸器の自律神経失調が気管支に及ぶと喘鳴・呼吸困難が出現して喘息が成立する。小児喘息の8割までに発症の前触れとして本症が存在する。

喘息へ移行した時点で、「風邪から喘息になった」と誤解して更に神経質になり、保温、安静を保つ生活を続けると喘息の悪化を著《いちじる》しく促進する。

程度の差はあるものの、6歳以下で発症したぜんそく児の8割まではこのパターンでぜんそくになっています。この、ぜんそくになる前に現れる鼻や喉の症状はぜんそくの前段階なのですが、症状がとても風邪と似ているので、親も（そしてぜんそくについてあまり詳しくないお医者さんも）誤った判断をしてしまうことが極めて多いのです。

つまり、風邪ではない症状を「風邪」と思い込み、「寒いと風邪をひくから」と暖かくして、外出や運動も控えるような「心配性と誤解に基づく過保護な生活習慣（育て方）」を続けると体質性の風邪からほんとうのぜんそくへ移行してしまうのです。このようにぜんそくは「育てられ方の影響」が強くかかわる病気なのです。

【4】しつこい咳が続いたら、それってぜんそく？

●長引く咳や喘鳴はぜんそく以外にもいろいろある

「咳がなかなかおさまらないんですが、ぜんそくでしょうか？」

よくそういってみえる方がいます。しかし、しつこい咳＝ぜんそく（の咳）とは限りません。長引く咳は、ぜんそく以外の病気でもしばしばみられるからです。長引く咳は3週間以上続くものが「遷延性咳嗽《がいそう》」、8週間以上続くものは「慢性咳嗽」と呼ばれます。

ここではぜんそくの咳と間違いやすい代表的な病気をいくつか紹介しておきます。

1．風邪（感染性）――ぜんそくと風邪を見分ける7つのポイント

前項［3］で「感染性の風邪」と「体質性の風邪」についてお話ししましたが、ぜんそく（性の咳）と（感染性の）風邪の見分け方は、前項［3］の記述に加え、喘鳴（ヒューヒュー、ゼーゼー）があるかどうかが最も大事なポイントです。これらはぜんそくに特有の症状で、風邪にはありません。

前項［3］の記述も踏まえて整理するとこうなります。

①ぜんそくでは絶対に熱は出ない↓風邪は熱が出ることもある。子どもでは熱が出ることが多い

②ぜんそくは人にうつらない↓風邪はうつる

③ぜんそくは必ず喘鳴をともなう↓風邪はともなわない

④ぜんそくの咳は夜間（特に寝入りばなと明け方）に多く昼間は軽くなる↓風邪は原則として昼夜の差がない（百日咳《ひゃくにちぜき》・仮性クループなどは夜間の悪化あり）

⑤ぜんそくの咳は春秋、季節の変わり目に多い↓風邪はインフルエンザ、ロタウイルスの

ような冬型と「夏風邪」のような夏型が多い

⑥ぜんそくには風邪薬は効かない→風邪には効く

⑦ぜんそくは毎週毎月のように繰り返すことが多い→風邪は何度も繰り返さない

これらを頭に入れておけば、「うちの子、風邪をひきやすくて……」などという勘違いは防げるはずです。

2．咳ぜんそく――喘鳴と呼吸困難がなく、咳だけが続く

近年、増えている呼吸器の病気に「咳ぜんそく」があります。大人の長引く咳の約半数を占めるといわれています。「しつこい咳が3～8週間以上続く」「咳は寝入りばなと明け方に出やすい」「温度差やたばこの煙、運動などでも咳が出る」「熱は出ない」「風邪薬や咳止めが効かない」「気管支拡張薬が効く」など、ぜんそくと非常によく似た症状を示します。

ただし、ぜんそくと大きく異なるのは、

①喘鳴（ヒューヒュー、ゼーゼー）がない

②呼吸困難がみられない

③痰がほとんどからまない（咳も痰のからまない空咳）
④アレルギーの関与はないか少ない
という点です。

咳ぜんそくは、ぜんそくの前段階と考えられており、放置しておくと約3割の患者さんがぜんそくに移行するといわれています。

3．アトピー咳嗽——咳ぜんそくとよく似ているが、気管支拡張薬が効かない

咳ぜんそくとよく似た症状の病気に「アトピー咳嗽」と呼ばれている咳があります。長引く咳の2～3％を占めるといわれています。この咳とほぼ同様の症状については、昭和40年代から50年代にかけて、小児では千葉大学の久保政次《くぼまさじ》先生(4)、成人では獨協医科大学の牧野荘平《まきのそうへい》先生(5)が「アレルギー性気管支炎」という概念を報告されています。

アトピー咳嗽と咳ぜんそくでは次のような違いがあります。

①気管支拡張薬が効かなくて、抗ヒスタミン剤や吸入ステロイドが効く
②アレルギーが関与していることが多い
③ぜんそくに移行しない

という点です。

咳ぜんそくもアトピー咳嗽も、第2章［4］の「5つのルート」でお話しする「体」と「気道過敏」と「アレルギー」がかかわった咳といえます。ですから筆者らはあえて咳ぜんそくとアトピー咳嗽を区別していません。どちらの咳もぜんそくの総合根本療法で治療可能だからです。

4. ぜんそく様気管支炎——呼吸困難は起こらず、喘鳴のみ強くなる

「ぜんそく様気管支炎」とは、読んで字のごとく「ぜんそくのような気管支炎」です。「喘鳴があって一見ぜんそくのようにも見えるが、本質は気管支炎」という病気です。これは乳幼児の一部に認められる「滲出《しんしゅつ》性体質」（皮膚や粘膜が軽い刺激でも体液の分泌を起こす体質：Czerny：1905）の子どもが、感染性の風邪である気管支炎を「併発」したときに、気管支炎の症状に加えて一見ぜんそくのような喘鳴をも引き起こす病気です。痰を調べても細菌や白血球が多く認められる「感染のパターン」になっています。

ぜんそくとは異なり、気管支の収縮はなく、滲出性体質による気道粘液の過多が喘鳴の原因ですから、喘鳴が強くても呼吸困難はありません。子どもの機嫌は良好ですが、「ゼ

ーゼー、ゼラゼラ」というので、どうしても親御さんは心配になります。このため「乳児は大いに喘鳴を発しながら眠っているが、そばで母親は心配のために眠られない」(6)という状況にもなります。

この病気は基本的には感染性の風邪ですから、その治療をすればよくなります。そしてたくましく育てていけば滲出性体質は3歳までにほぼ消失しますから、ぜんそく様気管支炎は「3歳までの病気」といえます。3歳以降の子どもさんに同様の症状が出た場合には「ぜんそく＋気管支炎」の可能性が高くなりますから正確な診断が必要になります。

5．COPD（慢性閉塞性肺疾患）――動いたときに苦しくなるのが特徴

「COPD（Chronic Obstructive Pulmonary Disease）」は慢性的に気道が閉塞状態になり、肺への空気の流れが悪くなる病気で、従来、慢性気管支炎や肺気腫などと呼ばれていたものの総称です。喫煙（受動喫煙を含む）や粉塵《ふんじん》、化学物質、ウイルス感染などが原因とされています。年配の方に多く、近年、増加傾向にあります。

慢性気管支炎は、気管支に慢性の炎症や浮腫が生じ、痰のからむ湿った咳が長期にわたって続きます。痰は気管支の炎症が軽いうちは無色透明ですが、細菌感染が起こると膿を

含むため黄色や黄緑色になります。これはぜんそくの痰でも同じです。

また肺気腫は、肺の一番奥の肺胞が破壊され、肺の弾力性や収縮性が失われる病気です。息を吐くとき肺が縮《ちぢ》まりにくくなるため、新しい空気がうまく取り込めなくなり、息切れを起こしやすくなります。

代表的な症状は息切れや咳、痰で、体を動かしたときに現れることが多く、症状が進むと少し歩いただけでも息が切れるようになります。ぜんそくが発作性に症状が悪化するのに対し、ＣＯＰＤでは「常に」呼吸機能が悪く、運動で症状が悪化するのが特徴です。

6．軽症難治性ぜんそくによる咳――咳が長引くぜんそく発作

ぜんそくでも一定の条件が整った場合には、苦しさを感じなくて「咳だけが長引く」ことがあります。「咳が主要症状のように感じられるぜんそく発作」もあるのです。症状の原因はぜんそく発作ですから厳密には本項で取り上げる咳ではありません。この咳については次項で詳しくお話しします。

このほかにも、長引く咳の原因となる病気は、百日咳、結核、過敏性肺炎、肺がん、副

鼻腔気管支症候群、胃食道逆流現象、薬（降圧剤）の副作用などいろいろあります。なかでも成人の百日咳は近年急増していますから注意が必要です(7)。

【5】軽症なのに突然死も！　そんな怖いぜんそくもある

●軽症難治性ぜんそく

「軽症難治性ぜんそく」（以下、軽症難治）という言葉は久徳クリニック独自の考え方ですから、ご存じない方が多いと思います。この状態は、「苦しさは自覚しないが、息を強く『ハーッ』と吐くと、気管支で『ゼー』と音（喘鳴）がする」という状態が、数日以上、長ければ数ヶ月以上も続く状態をいいます。

本章［2］でお話しした発作の強さでいえば、「喘鳴のみよりも軽い発作が明らかに起きている」が、呼吸は苦しくない（＝軽症）。そして「息を吐くと『ゼー』という」状態が続く（＝難治性）ということになります。

もう少し症状が強くなると頑固な咳が現れます。この咳は、安静時でも出ますが、運動、会話、深呼吸などでも誘発されます。極端な場合には「息をするだけでも、しゃべるだけでも激しく咳込む」ようになります。

咳の原因は、気管支の中に溜《た》まった痰が呼吸による空気の流れで動いて気管支を刺激することですから、「息を吐くと『ゼー』という」状態が続いている限り咳も出続けるということになります。

そして、息苦しさを自覚しにくいため、ご本人が「ぜんそく発作は起きていない」と勘違いしてしまった場合には、「先生、発作はないんだけど咳が続くんですよ、風邪が長引いているみたいだけど、風邪薬も効かなくて……」というわかりにくい話になることもしばしばあります。

軽症難治の原因としては次の5つが挙げられます。

①心理的要因により軽いが長引く発作が起きている
②気道感染により軽いが長引く発作が起きている
③リモデリング（26ページ）により常に喘鳴が発生している
④気管支が「粘液塞栓」で詰まっているために長引く喘鳴が引き起こされている
⑤全身性ステロイドの副作用で副腎機能不全に陥っている

そして最も多い原因は第2章［4］でもお話しするように、①の心因と②の感染です。

軽症難治状態のチェックポイントは「心と感染」と覚えておいてください。

④の粘液塞栓は、痰が気管支の中で「ひも状に固まってしまう」ことをいいます。軽症難治で最も厄介《やっかい》で怖いのがこの粘液塞栓です。

痰の成分には「水分」と「粘液成分」が含まれています。この痰が気管支の中に長く溜まっていると「水分が吸収されて粘液成分が濃縮され、痰が気管支を『鋳型《いがた》』にして固まって詰まって」しまいます。その痰が排出された場合には写真のような「ひも状」になっています（図2-1、2）。こうなると、痰が詰まった部分から先の肺は完全に機能を失いますから、患者さんが苦しさを感じないままに、肺機能がじわじわと低下するということが起きてしまうのです。

●「隠れ軽症」の怖さ

このような形で肺機能が低下するときには、患者さんが「苦しさを感じない」ことがしばしばあります。人間は急激な変化は自覚しやすいのですが、ゆっくりとした変化の場合は、「異常を感じる前に体が慣れてしまって」異常を自覚できないことがあるのです。

その結果、「肺機能が低下し、体内の酸素も危険なレベルにまで低下している」という緊急事態になっても、患者さんがそれを自覚せずに「調子は悪くない」と思い込んでしまう「隠れ軽症」という事態が起こりえます。

第3章［6］でもお話しするようにぜんそくによる死亡者数は過去20年間で6000人から2000人まで減少しています。

それだけ死亡者数が減っているのに、それでも亡くなる人というのは、よほど重いぜんそくだったに違いない――。ひょっとしてそう思いませんでしたか？

それは半分当たっていますが、半分は違っています。というのも、死亡者に占める重症度の割合を見ると、重症39・2％、中等症33・0％、軽症7・4％で中等症と軽症を足すと重症と同じくらいの人が亡くなっているからです（図3）(1)。

この「軽症の患者さんでも死亡する」という現実の背景には、この「隠れ軽症」があると筆者は考えています。

「隠れ軽症」は、患者さんの状態のチェックを、肺機能とか、血中酸素飽和度（サチュレーション：指先で調べる簡便な血中酸素量測定法）、動脈血ガス分析（動脈血を調べる最も正確な血中酸素量測定法）などの客観的データを用いずに、患者さんの「自己申告」に任せている場合に起こります。

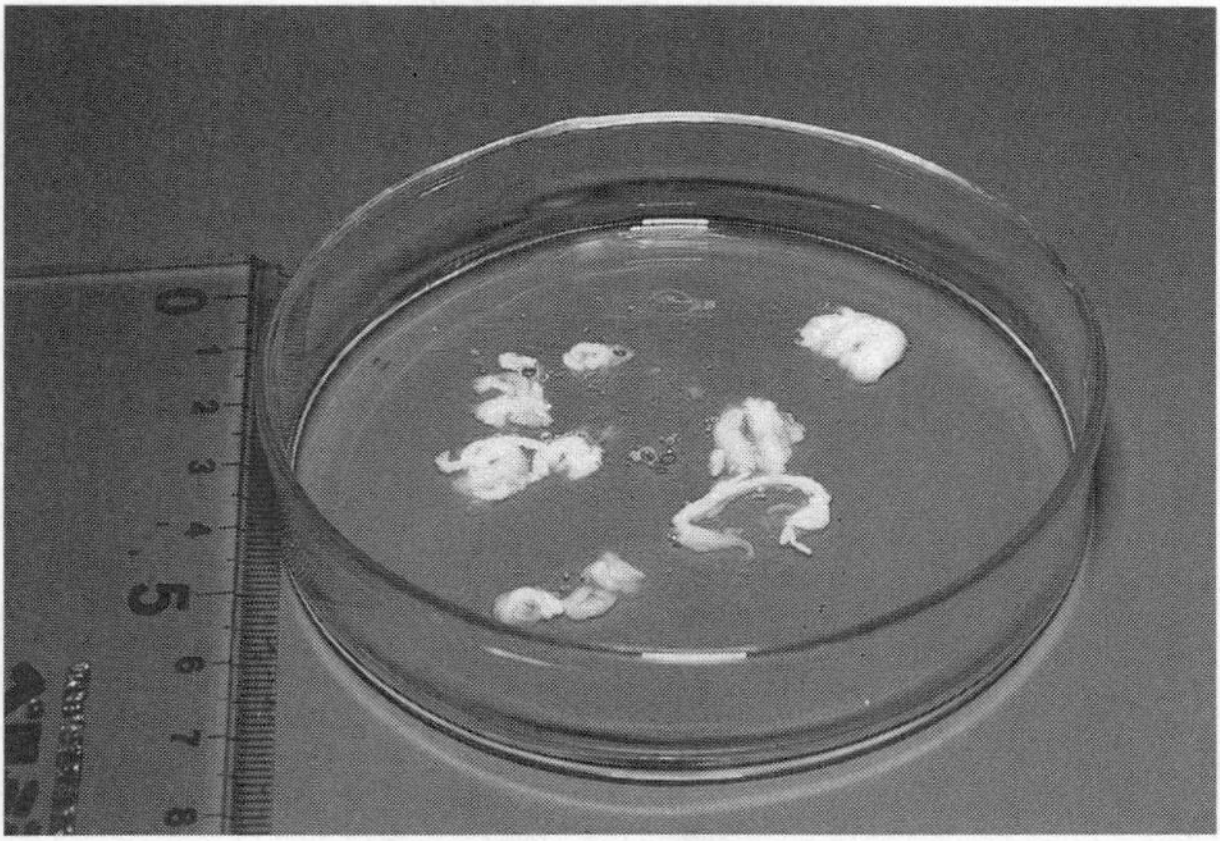

（図2－1）　気管支の中で「ひも状」に固まった痰。
糸コンニャクのような状態です。

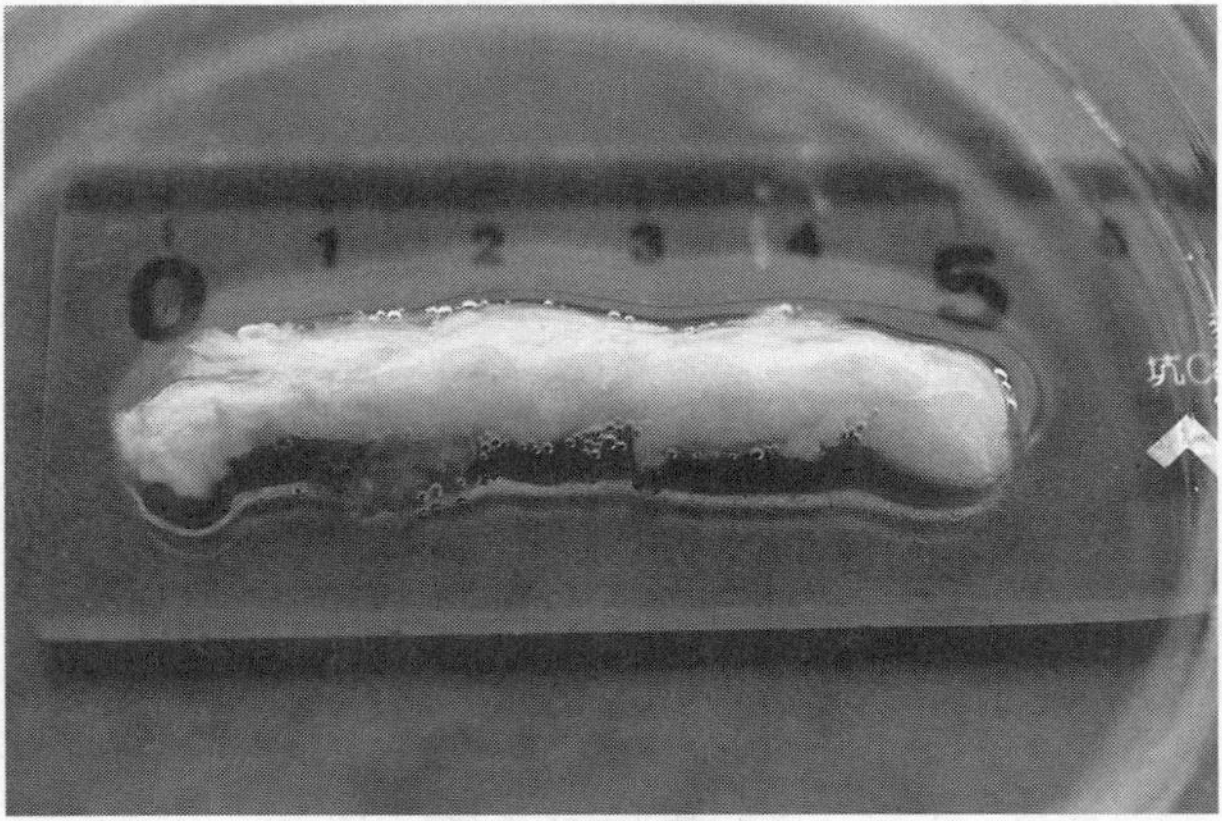

（図2－2）　長さ5㎝、太さ7㎜ほどに固まった痰。

筆者はこんな患者さんを経験しています。

その患者さんは典型的な軽症難治性ぜんそくのパターンだったのですが、あるとき呼吸状態のチェックのために動脈血ガス分析を行ったところ、酸素量は56（mmHg）という緊急入院が必要な値でした（60以下が即入院の目安）。ところが、当日の診察前に実施した、某製薬メーカーが作った「ぜんそくコントロール状態の自己診断テスト」では、25点満点の23点という高得点で、「順調です。あと一息」という結果だったのです。緊急入院が必要なほどの状態にもかかわらず、本人はそれを自覚せずにむしろ調子がいいと判断していたことになります。そしてこの自己診断テストの結果を医師も鵜呑《うの》みにしてしまったら、「緊急入院が必要な患者さんを、順調とみなして軽症と診断する」という明らかな誤診が発生します。

この状態はいってみれば、ジェット機が高度1万メートルで飛行しているつもりでいたのに、実は知らないうちにジワジワと高度が下がり、いまや海面まで200〜300メートルの超低空飛行になっているようなものです。この状態ではいつ海に突っ込んでもおかしくありません。しかし操縦士も管制官も「正常に飛行している」と勘違いしていれば、そのまま海に突っ込んだとしても、当事者たちの判断は「飛行は順調だったが（軽症ぜん

（図３）　死亡者に占める重症者の割合

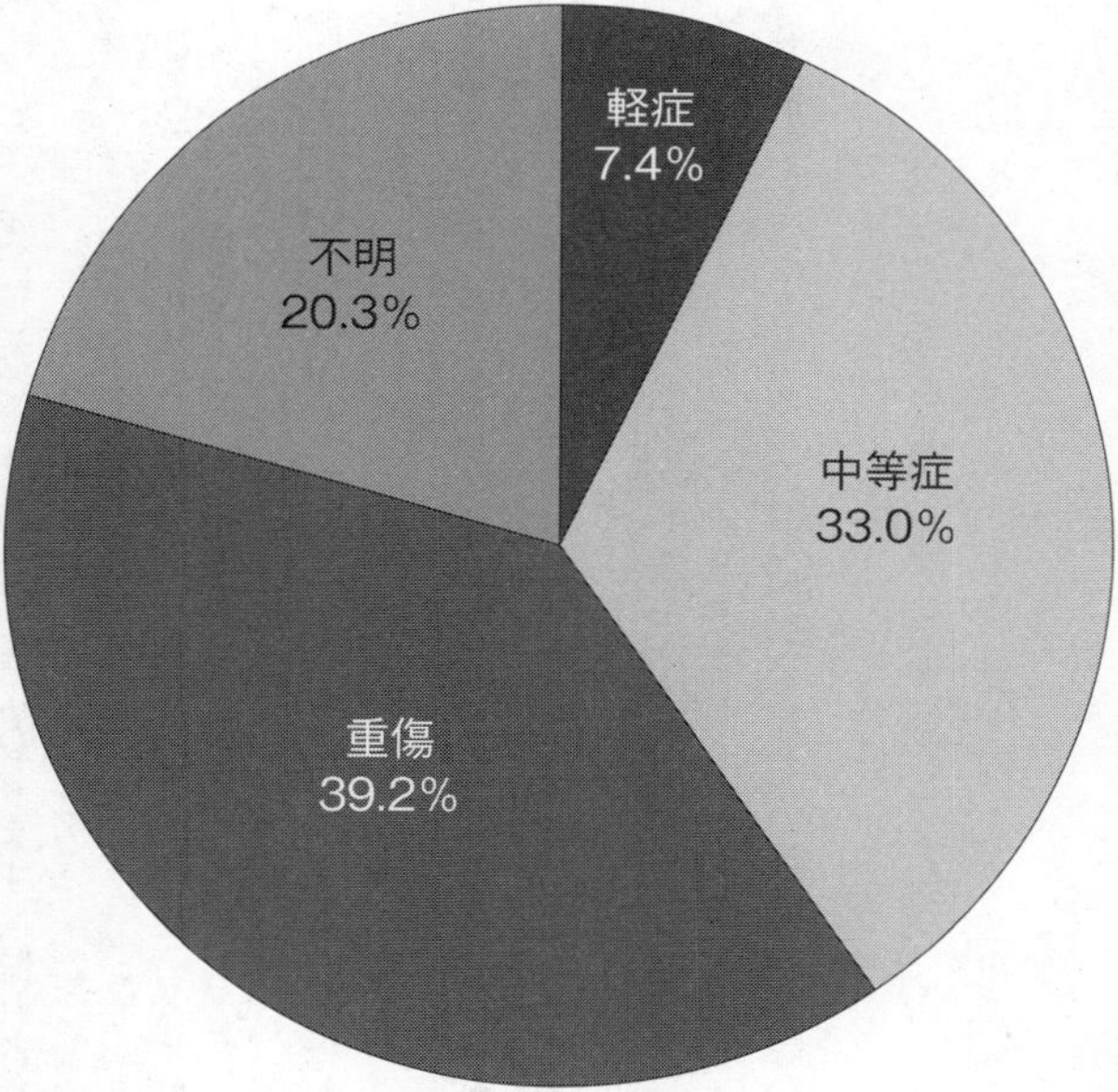

「喘息予防・管理ガイドライン 2006」から引用したデータです。当時は、年間 3000 人ほどの患者さんがぜんそくで亡くなられていました。グラフからは、軽症と中等症の患者さんの死亡数の方が重症の患者さんよりも多いことがわかります。ぜんそくは重症ではなくても死亡することがある病気なのです。

そく）、突然墜落した（死亡した）」ということになります。隠れ軽症とはまさにこの状態で、いつ死を招く発作に襲われるかわからないのです。

この隠れ軽症を防ぐためには、一度は徹底的な発作対策を行って肺機能を「改善しうる上限」まで改善させて、「自分自身の最良の肺機能」を確認しておくことです。このときの検査は、肺機能測定には簡便法のピークフローメーターなどではなく精密に測定できるスパイロアナライザーを用います。血中酸素量測定も簡便法のサチュレーションではなく動脈血ガス分析を用います。そして自分の肺機能の最良値がわかったら、その後は簡便法のピークフローメーターなどで変動をチェックしていけばよいのです。

筆者は肺機能のチェック法として運動をお勧めしています。肺機能が最良のときに「どの程度の運動ができるのか」をチェックしておいて、後はその運動を毎日行えばよいのです。肺機能が最良のときと同じように運動ができていれば「問題なし」といえるからです。

[6] ヒューヒュー、ゼーゼーいわないぜんそくもあるの？

●乾いたぜんそく、湿ったぜんそく

すでにお話ししたように、ぜんそく発作が起きたときの気管支では、①気管支の収縮、②気管支粘膜の浮腫、③痰の分泌という変化が起きています。しかしこれらの変化は「すべての患者さんで同じように起こる」わけではありません。①が強くて③は少ないとか、①はほとんどなく③がメインだとかの「個人差」があるのです。図に表してみると次のようになります（図4）。

この図では①が「気管支の収縮」、②が「粘膜の浮腫」、③が「痰の分泌」を示しており、帯の高さが「発作の強さ」を示しています。

実際に発作が起きた場合に、最も影響するのは①の「気管支の収縮」と③の「痰の分泌」です。②の「粘膜の浮腫」はそれほど個人差はなくほぼすべての患者さんの発作に「弱く」かかわっています。

①と③が個々の患者さんにかかわる「割合」には個人差があります。たとえばAの患者

さんでは「発作の強さ」の約7割までが①の「気管支の収縮」が起こしていて、残りの約3割は③の「痰の分泌」が原因ということになります（ここでは②の影響は除外して考えています）。Bの患者さんでは①と③の比率は1：1、Cの患者さんでは比率は3：7ということになります。そしてぜんそくの患者さん全体の約9割までは、①と③の割合が7：3から3：7の範囲内に入っています。

ところがまれに、①または③の方向に「強く傾いた」発作パターンを持つ患者さんがいます。たとえばDの患者さんでは「気管支収縮がメインで痰の分泌はほとんどない」という発作ですし、Eの患者さんではその逆で「気管支収縮はほとんどなく、苦しさの大部分は痰の分泌によって引き起こされている」ということになります。このDの発作パターンのぜんそくを「乾いたぜんそく」、Eの発作パターンのものを「湿ったぜんそく」と呼びます。

乾いたぜんそくでは痰の分泌が少ないので、発作のときでも喘鳴は現れにくくなります（ただし慎重に聴診すれば②の粘膜のむくみと①の気管支収縮によるわずかな喘鳴は必ず聞き取れます）。それに反して湿ったぜんそくでは、それこそ息をするたびに「ゼラゼラー、ヒューヒュー」という喘鳴が派手に聞こえます。しかし気管支の収縮が少ないので意

（図４）「発作の個人差」についての考え方

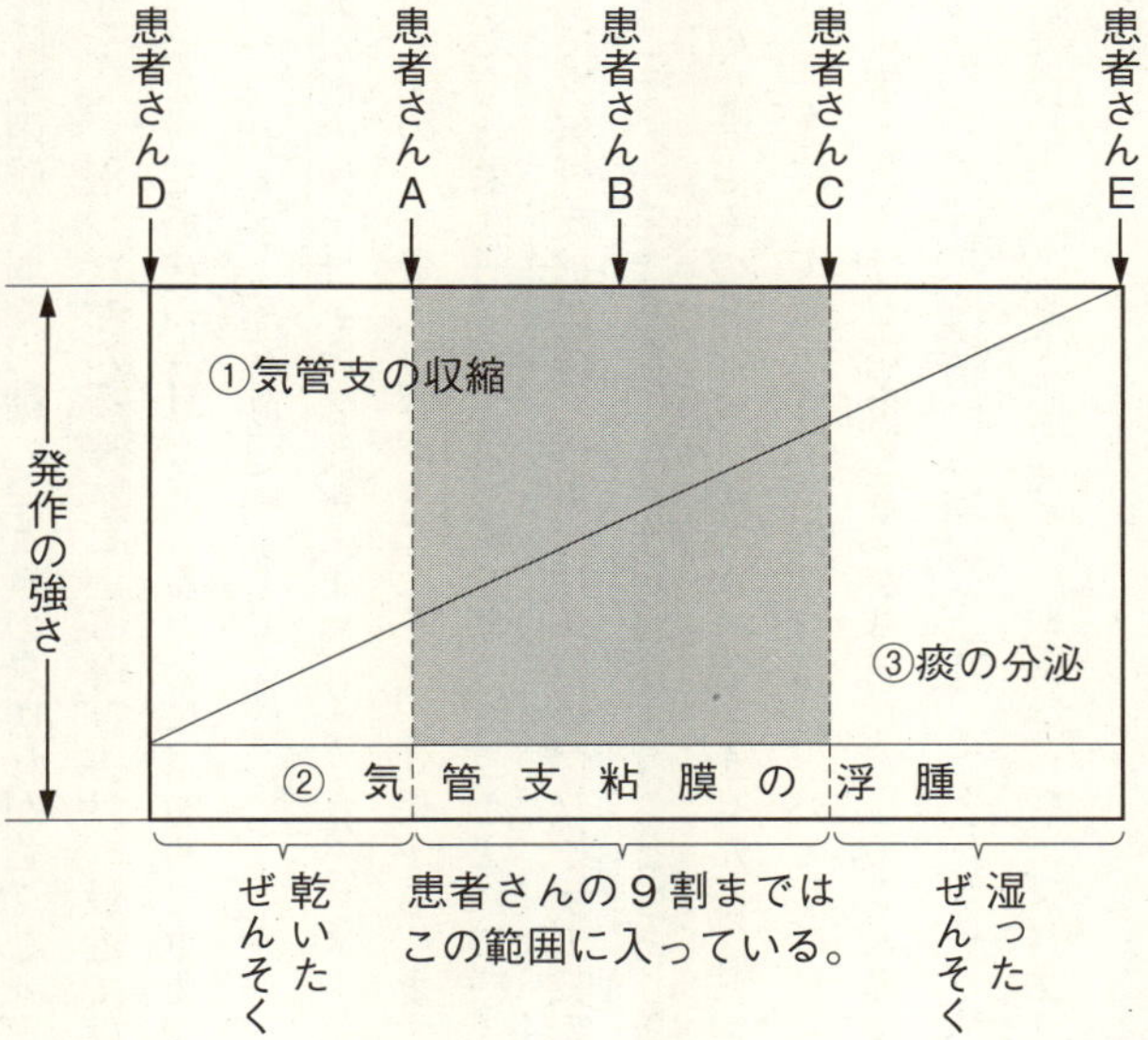

外に安静時の呼吸困難は弱く、動いたときの息切れが強くなります。

「乾いたぜんそく・湿ったぜんそく」という呼び方は、最近ではあまり使われなくなっていますが、的確な対症療法の方針を立てるためには極めて重要な知識なのです。

なぜかというとぜんそく発作時に使われる薬のほとんどは「気管支拡張剤」だからです。気管支拡張剤の作用はその名前が示す通りに、「気管支の収縮を取って拡張させる作用」ですから、①の「気管支の収縮」には確実な効果がありますが、③の「痰の分泌」に対してはまったく効果は期待できないのです。たとえばDの患者さんであれば、相当に強い発作であっても気管支拡張剤（ベネトリンのネブライザー吸入とか、ボスミンの注射など）で、それこそ「一発で完全に」発作がおさまることもありえます。しかしこの気管支拡張剤ではAの患者さんの発作は7割しか改善しませんし、Bでは5割、Cでは3割しか改善しません。そしてEでは気管支拡張剤はほぼ無効です。

③の痰への対策としては、痰を気管支から出してしまう「排痰」が必要になります。これは前項でお話しした軽症難治でも同様です。そのためには痰を出すテクニックである「排痰法」を覚えておく必要があります。排痰法については第4章［2］でお話しする予定です。

●過呼吸発作が合併すると複雑になる

ゼーゼー・ヒューヒューとは言わないが、時にぜんそくと誤診され患者さんも混乱する疾患に過呼吸発作があります。

過呼吸発作は過呼吸症候群とかパニック障害などの心身症で認められる症状です。身体的には異常はないのに不安などの心理的要因が引き金になって無意識に呼吸をしすぎるために、血液中の酸素が過剰になり二酸化炭素が減少して、吸う息が苦しくなります。

ぜんそく発作では血液中の酸素は減少し二酸化炭素は増加しますから、ぜんそくと過呼吸は「相反する状態」といえます。しかしこの二つが合併することも最近では珍しくなくなりました。そして心因が絡んだぜんそくでは、過呼吸と同じように吸う息が苦しくなることが多いため、心因が絡んだぜんそく発作に過呼吸発作を合併した場合には症状が複雑になることもあります。

「ぜんそく発作が起こりその発作は自然におさまったが、発作に対する不安によって途中から過呼吸発作が出現しており、ぜんそく発作がおさまった後も過呼吸による苦しさが続いている。ぜんそく発作はおさまっているからゼーゼー・ヒューヒューはないが、本人は『まだ（ぜんそくの）発作が続いている』と思い込んでいる」という場合などには「ゼーゼー・ヒューヒュー言わないぜんそく発作」が（本人にとっては）起きていることになります。そしてこの「発作」にはぜんそくの薬は当然効果はありません。

また、ぜんそく発作と過呼吸発作が同時に起こり「ぜんそく発作で血中酸素量は低下しているが、その低下を過呼吸が補って血中酸素量は正常になっている。聴診でも肺機能検査でも明らかに発作が起きているが、本人はまったく苦しさを自覚せず、サチュレーションもまったく正常」ということも起こりえます。

過呼吸発作の合併を確実に診断するためには、前述の動脈血ガス分析が絶対に必要になります。簡便法のサチュレーションでは過呼吸のような「酸素が多くなりすぎる異常」は見落としやすく（正常と誤診されることが多い）、二酸化炭素の量も測れないため信頼できるデータを得ることができません。ただし動脈血ガス分析にしても、過呼吸発作の合併が疑われている「そのとき」に実施しなければなりませんからなかなか思うようにいかないのも事実です。そのような場合は詳しい問診によって診断を進めるしかありません。

●ほんとうに「無音」になったら致命的—すぐそこに死が待っているサイレント・チェスト

ぜんそくに喘鳴はつき物です。ぜんそく発作が起きたときに喘鳴が「まったくない」という「無音状態」になることは、ただ一つの状況を除いては、まずありえません。

その状況は最悪のぜんそく発作、つまり死に至る発作のときに現れます。極めて重度の気道狭窄《きょうさく》のために気管支が完全に閉塞して、いくら呼吸の努力をしても空気が肺の中に入ってこない緊急事態になったときには、喘鳴は消失しゼーゼー・ヒューヒューいわなくなります。胸の聴診でもほとんど音が聞こえない「サイレント・チェスト」という状態になります。そしてこの状態は「喘鳴がない」のではなく、気管支で発生する「正常な呼吸音」までもがなくなったことを……つまり「窒息」を意味しています。

本人の意識が保たれていれば、極めて強い呼吸困難のために会話も動くこともできず、呼吸の努力をするだけでも酸素を消費して苦しさが強まります。全力を傾けて苦しさに耐えていてもそれが限界に達したときには、苦悶状態となり失禁してチアノーゼで全身が紫色になり、多くの場合、最後に意識を失うときの苦しさと恐怖でけいれんするように立ち上がるか、跳ね上がるようにのけぞって倒れます。そのまま数分が経過すれば死に至りますが、意識を消失した時点で速やかに気管内挿管を行い人工呼吸を開始すればほぼ100%助かります。しかし極めてまれに呼吸停止と同時に心臓も停止するケースがあります。この場合には救命は極めて困難になります。

【7】ぜんそくって遺伝するの？

●ぜんそくは遺伝性の疾患ではない

「ぜんそくって遺伝するんですか？」とよく聞かれます。結論からいえば、ぜんそくは遺伝性の病気ではありません。

一卵性双生児で兄弟二人とも同じ病気になる確率を一致率といいます。遺伝をはかるモノサシとしてよく使われるもので、発症に遺伝が関係しているとされる糖尿病の場合、この一致率は40～80%です。これに対し、ぜんそくでの一致率は19%（二卵性で4・8%）にすぎません(8)。ぜんそくの遺伝に関して、このデータは明らかに否定的です。もとよりぜんそくが遺伝性の疾患なら、時代の変化の影響を受けず、常に一定の割合で発症するはずです。でも実際は、ずっと増え続けています（第1章［9］参照）。この一事をもってしてもぜんそくの遺伝性は否定されてしかるべきと考えます。

ただし「アレルギーを持つか持たないか」については遺伝も影響しており、日本人の8割までは「ダニやハウスダストのアレルギーを引き起こす遺伝子」を持っていると筆者は考えています。そしてその遺伝子が、アレルギーを引き起こすためのソフトとして「体内で作動し始める」ためには、第2章の［1］から［3］でお話しするような生活習慣（育てられ方）が影響すると考えています。

それでもぜんそくには、「患者さんが多く認められる家系」があるのも事実です。これを「家族集積性」といいます。筆者はこの原因は遺伝子によるものではなく、その家庭の「子育ての姿勢」とか「家風」の中に潜んだ「ぜんそくを作り出す文化（生活様式）」が、「お袋の味」のような形で親から子どもに伝わるため（これを「文化的な伝承」といいます）ではないか？　と推測しています。

【8】ぜんそくは子どもと大人で違いがあるの？

●基本的に同じ病気だが、子どもは自然治癒もある

「ぜんそくは子どもの病気」「子どもと大人のぜんそくは別もの」――。もしそんなイメージをお持ちなら、それは誤りです。子どものぜんそくも大人のぜんそくも基本的には同じ病気です。ただし、いくつか違いがあるのも事実です。詳しくは第2章の［3］［5］

でお話ししますから、ここでは大まかなポイントを述べておきます。

　小児ぜんそくは約9割が6歳までに発症します。3歳までが発症のピークです。そして大人になるまでに約半数は自然に治りますが、半数は成人ぜんそくに移行します。

　自然治癒率については昭和40年頃の小児科臨床アレルギー研究班の調査では「小学1年生のぜんそくは中学3年生までに66％治る」とされています(9)。平成17年の厚労省の調査では「小学生のぜんそくは高校生までに48％治る」という数字が出ています。自然治癒率は低下傾向にあり、現在ではおおよそ40〜60％とされています。ですから小児ぜんそくは決して「大人になるまでに自然に治っていく病気」ではありません。

　一方、大人のぜんそくは、筆者らの調査では発症のピークが40代で、以下、30代、50代の順に多くなります。小児ぜんそくを経験した人が大人になって再発するケースもありますが、多くは成人後に発症します。子どものぜんそくとは違って自然治癒しにくく、平成2年の厚生省の調査では10年以上治療を続けている患者さんが全体の52・6％、20年以上治療を続けている患者さんは全体の25・8％に達しています（156ページ）。

　アレルギーについては、ダニとハウスダストがよく知られています。そして「子どものぜんそくではアレルギーがある『アトピー型』が多く、大人のぜんそくではアレルギーがない『非アトピー型』が多い」といわれていますが、厳密にはこの言葉は正しくはありません。表1に示すようにダニとハウスダストに関しては、アレルギーを持つか持たないかは、患者さんが「子どもか大人か」ということではなく、その患者さんの「発症年齢」に支配されているからです。そして筆者らの調査では、成人ぜんそくの発症には男性84・0%、女性90・1%までの患者さんに、心理的ストレスがかかわっていました(10)。

【9】ぜんそくは増えているの？

●半世紀の間に患者さんは約10倍になった

元同愛記念病院小児科の満川元行《みつかわもとゆき》先生は、戦後のぜんそく激増について概略次のように述べられています(11)。

「戦後復員して小児科に復帰してまもなく、研究のために小児ぜんそく患者を集めることになったが、東大病院などの基幹病院で三年余かけても12例しか集まらなかった。その十数年後の同愛記念病院では12例の喘息症例などは一日で集められるようになった。喘息の激増には隔世の感があった」

それまではまれな病気であったぜんそくが１９６０年代から急激に増えたことがわかります。１９６０年代以前の有病率は小児・成人ともに１％台にすぎませんでした。それがいまでは小児で10％以上、成人でも６～10％程度はあるとされています(11)、(12)。半世紀の間に10倍以上に増加したことになります。そして最近では発症の低年齢化が進んでいます。

なぜこのようにぜんそくは激増したのでしょうか？

この問題についてはこれまでにもさまざまな議論がなされてきました。たとえば大気汚染原因説や衛生仮説などはその最たるものです。

でも日本の空がかつてとは比べ物にならないほどきれいになっているにもかかわらず、依然としてぜんそくが増えていることを考えれば大気汚染原因説には明らかに無理があります。また生活環境が清潔になり、乳幼児期に十分な量の病原菌や微生物などに触れなくなったことで免疫が不安定になりアレルギー疾患が増えたとする「衛生仮説」にしても、病原菌などの数そのものが減ったわけではなく種類が変わっただけとする見方もあるなど異論も多く、あくまでも仮説の域を出ていません。

ぜんそく急増のほんとうの原因は何なのでしょうか？　筆者らは、経済成長に由来する生活環境の変化により子どもたちの生活の質が変化したことが、ぜんそく増加の原因と考

（表1）　発症年齢とアレルギー陽性率の関係

ハウスダストアレルギー

総数＝150

発症年齢 / アレルギーの強さ	0〜6歳	7〜15歳	16歳以上
強陽性以上（スコア3以上）	48例 64.9%	8例 42.1%	5例 8.8%
陽性（スコア2）	12例 16.2%	3例 15.8%	5例 8.8%
疑陽性以下（スコア1以下）	14例 18.9%	8例 42.1%	47例 82.4%

ダニアレルギー

総数＝135

発症年齢 / アレルギーの強さ	0〜6歳	7〜15歳	16歳以上
強陽性以上（スコア3以上）	57例 83.8%	8例 47.0%	8例 16.0%
陽性（スコア2）	5例 7.4%	2例 11.8%	4例 8.0%
疑陽性以下（スコア1以下）	6例 8.8%	7例 41.2%	38例 76.0%

発症年齢別に、ハウスダストとダニのアレルギーを RAST 法という検査で調べました。6歳までに発症した人では、ハウスダストもダニも「スコア3以上」の「強陽性以上」が多く、16歳以上での発症ではその逆になっています。

（久徳クリニック・松川武平先生のデータ）

えています。詳しくは第2章［2］をご覧ください。

【10】ところで、ぜんそくって治るの？

ここでは結論だけを述べておきます。**ぜんそくは「治る」病気であり、積極的に努力して「治せる」病気です。**

ただし、ぜんそくは薬では治りませんし治せません。現在用いられているぜんそくの薬は「ぜんそくの発作を抑える」ことしかできないのです。

ぜんそくが「治る」というのは「薬を使わなくても、一生涯発作が起こらない状態になること」といえますが、残念ながら現時点ではそこまでの効果を発揮する薬は地球上に存在しません。ぜんそくを治すために必要なものは薬ではないのです。では薬に頼らずにぜんそくを治す（気道の過敏性を減弱または取り去る）ためにはどうすればよいのでしょうか？　その道筋も第2章以降でお話しします。

第2章

ぜんそくはなぜ起きるの？

ぜんそくの原因は気道の慢性炎症?

ぜんそくは気道の慢性炎症でその原因はアレルギー――。一般的にはそのように言われているわけですが、実際にはアレルギーだけが原因で起きるぜんそくはごくわずかで、多くは「心」や「体」も影響しています。本章ではその仕組みを詳しくお話しします。

【1】気道の慢性炎症を引き起こす真犯人は?

●ぜんそくになるように「成長する」?

ぜんそくとは気道の慢性的な炎症による疾患である――。前にも述べたように現在のぜんそく治療のガイドラインはぜんそくをそのように定義しています[(1)(2)]。

気道の慢性炎症は、気道の過敏性を生み出しますから「発作の原因」であることは間違いありませんが、ぜんそくそのものの原因ではありません。気道の慢性炎症を引き起こす真犯人こそが、ぜんそくのほんとうの原因とみなされるべきなのです。「ぜんそくの原因は気道の慢性炎症」とする論理は「胃潰瘍《いかいよう》の原因は胃に潰瘍があること」とするのと同様の奇妙な論理なのです。

この気道の慢性炎症の「真犯人」についてはガイドラインでもあまり明確にはされてい

ません。そして現在でも、小児ぜんそくではアレルギーを主な原因とする考えが主流であり、アレルギーの少ない成人ぜんそくでは原因はよくわからないとする意見が多数派です。唯一、厚生省作成の1998年版ガイドラインだけには、成人ぜんそくについて「ぜんそくは病因の不明な体質性の疾患であり、病因の除去によって疾患の治癒を目指すことは困難である」と明記されていました[12]。

そして現在の一般的なぜんそく治療は、ほんとうの原因はよくわからないままに、小児では主にアレルギー対策、成人では気道の慢性炎症を抑えるための吸入ステロイドによる対症療法が行われているのが現状です。

では、ぜんそくはほんとうに「原因もわからない不治の病」なのでしょうか？

この点に関して筆者らは、次のように考えています。

①ぜんそくは、気管支の抵抗力を高めアレルギーを抑制する働きを持つ自律神経やホルモンの機能が不安定になるように成長する（＝性格と体質が作られる）ことにより発症する。

②発症にかかわる最も重要な年齢は0〜3〜6歳であり、この時期の養育環境の影響による体質形成と性格形成（＝人間形成）の脆弱《ぜいじやく》性により発症する。よってぜんそくは遺

伝性の疾患ではない。
③「毎日の生活の中に原因がある」という生活習慣病としての側面を併せ持つため、薬物療法でぜんそくを治すことはできない。
④しかしぜんそくは、自然治癒もありうるように「治らない病気」ではない。この自然治癒のメカニズムを分析して治療法として応用できれば、ぜんそくは「治せる」病気になる。薬に頼る身体医学的な治療では「治せない」だけである。
これが筆者らのぜんそくに対する基本的な考え方です。この考え方の大前提としては「地球上のすべての動物の中で人間だけがぜんそくになるのはなぜか？」という疑問についてお答えしなくてはならないのですが、紙面の都合もあり本書ではそこまでは触れません。お知りになりたい方は拙著「人間形成障害」[13]を参考にしてください。

●皮膚と気管支は生まれてから鍛えられる

妊娠中の赤ちゃんは、羊水《ようすい》に浸かっていて一切空気には触れない生活を送っています。羊水の温度は常に一定で、乾燥もなく紫外線もなく、細菌やウイルス、ダニ、ホコリ、スギ花粉などともまったく無縁な暮らしです。

ところが「オギャー」と生まれた瞬間から、その暮らしは一変します。それまで羊水に守られていた生活から、一気に空気中に放り出されるのです。

この変化は激烈です。乾燥、温度変化、紫外線、細菌やウイルスなどの病原菌、ダニやホコリ、スギ花粉などの各種異物、さらには肌着やオムツ、人に抱かれるなどのさまざまな物理的刺激などが怒濤《どとう》のごとく襲いかかります。それまで一度も大気に触れたことのない赤ちゃんの皮膚と気管支の粘膜は、これらに耐えていけるような「たくましさ」を備えなければならなくなります。**人間の皮膚と気管支は、生まれた後に、空気中での生活に適応できるように鍛え上げられることを必要とする器官**なのです。

そこで赤ちゃんは必死で頑張ります。そしてこの時期の赤ちゃんが「何を頑張るのか」というと、まず第一に「空気中でしっかりと生きていけるような皮膚と気管支と免疫システムを作り上げること」なのです（「三つ子の魂」ともいわれる「人間の基礎」もこの時期に作られます。そちらに問題が出ると拒食症とか境界性人格障害などの心理面での適応障害が現れるのですが、本書ではそれらの問題には触れません）。

この頑張りを支えるのが「副腎・交感神経系」と呼ばれる「頑張るためのシステム」です。内分泌システムの副腎皮質からはステロイドホルモン（副腎皮質ホルモン）が分泌され、自律神経システムの交感神経からはアドレナリンが放出されます。ともに体を「頑張るモード」に変えるためのホルモンです。

これらの「頑張るホルモン」は生後まもなくはそれほど働いてはいません。首がすわる3〜4ヶ月から働き始め、3歳頃から目一杯活発になり、6歳頃を目指して皮膚と気管支の粘膜を大気中の生活に「適応できる」ようにたくましくさせるとともに、免疫を安定させてアレルギーの発生を抑えるように働き続けます。

●ぜんそくの本質は「気道の適応障害」

そのため、この時期（特に3歳頃まで）にこれらのホルモンが適切に働くようにならないと、皮膚と気管支の粘膜に大気中の生活に適応できるだけの「たくましさ」が備わらなくなります。

そのたくましさ不足が一定のレベルを超えたときに、空気中で普通に暮らしているにもかかわらず「皮膚が勝手に乾燥して痒《かゆ》くなり炎症を起こし始める」のがアトピー性皮膚炎であり、**「気管支が勝手に空気を吸い込むことを拒否し始める」のがぜんそく**なのです。

そして、これらのホルモンの働きが不安定になると、免疫も不安定になり、「免疫の過敏反応であり免疫の適応障害」ともいえる、「アレルギー」も「作られて」いきます。「アレルギーがあるからぜんそくになる」のではなく、**ぜんそくになるように育つと「アレルギーもくっついてくる」**のです。先代久徳は、ぜんそくをこのような形の「適応障害性の疾患」と考えたのです(14)。

このようにぜんそくやアレルギーの症状の背景には、アドレナリンやステロイドホルモンの働きの不安定さが存在していることになります。そしてこの不安定さの原因は、これら二つのホルモンの分泌を調整している、副腎・交感神経系システムの「総合指令中枢」の機能失調に由来しています。この中枢は脳の中の「大脳辺縁系」と呼ばれる部分で、動物がたくましく生きていくために体の調子を整える「内臓の脳」として働いています。ぜんそくはこの「内臓の脳」が適応障害を起こしたために引き起こされるとも言えます。

●ぜんそくが薬では治らない理由

頑張るホルモンの働きが悪いというのは、具体的にはアドレナリンやステロイドに対する皮膚や気管支の感受性（反応）が鈍くなっている状態と考えられます。

なぜかというと、ひどい発作を起こしているときでも血液の中のアドレナリンとかステロイドホルモンの量を測ってみると、体内では「ほぼ正常量が分泌されている」ことがわかっているからです。

それでも体外から薬としてアドレナリン系の気管支拡張剤やステロイドホルモンを投与すれば発作は改善するのですから、正常な分泌量への反応が鈍いということになります。

これは糖尿病におけるインスリンと体の関係によく似ています。糖尿病は血糖値を下げるインスリンに対する体の反応が鈍くなり、血糖値が上がってしまう病気です。そこで膵《すい》臓《ぞう》を刺激してインスリンをさらに分泌させる薬を飲んだりインスリンを注射したりして、インスリンの量を増やして血糖値を下げる治療が行われます。

これと同じように、頑張るホルモンの働きが足りないなら、化学的に合成した薬で補ってやればいい、というのが現在一般的に行われている対症療法としてのぜんそく治療です。

確かにこれなら皮膚や気管支は反応します。ただしこの方法は、アドレナリンやステロイドホルモンの不足を補って症状を抑えているだけですから、いくら薬を続けても、これらのホルモンの働きそのものが改善するわけではありません。ですから薬を中止すれば症状は再発します。薬でぜんそくを治すことができないのはこのような理由によります。

すでにお話ししましたように、ぜんそくやアトピー性皮膚炎は「副腎・交感神経系の中枢」の機能失調性の病気ですから、この病気を気管支の病気（気道の慢性炎症）とか皮膚の病気（バリア機能の喪失）などと身体医学的に考えてしまうと病気の本質を見誤ってしまうことになるのです。

では、どうすればいいか？――。ぜんそくを治すためにやるべきことは単純明快です。「頑張るホルモン」の働きを改善させればいいのです。

2　ぜんそくを防ぐ、または引き起こす生活習慣とは？

●真冬の外遊び（寒さと運動）は頑張るホルモンの働きをよくする何よりの刺激

子どもは本能的にはしゃいだり、ふざけたり、動き回ることが大好きです。もともと羊水に浸かっていましたから、水遊びも本能的に大好きです。米ニューヨーク大学の研究によれば、ハイハイからよちよち歩きの赤ちゃんの歩数は、実に1日平均で約1万4000歩、距離にして延べ4・2キロにも及ぶといいます。その間に転ぶ回数は平均102回。立っては転んで毎日それだけ歩いているわけです（2012年12月30日毎日新聞）。

かつての子どもたちは、年上の子どもに「外遊び」で引っ張られて頑張って体を鍛えていきました。年下が年上と遊ぶときには体力的にも能力的にも経験的にも年上に劣るので、全力を振り絞らないとついていけないし、勇気や度胸や我慢も必要になります。それが寒い冬場であればなおさらです。頑張るホルモンの働きをよくする身体面での刺激は「寒さと運動」だからです。

この外遊びが、頑張るホルモンの働きをよくして皮膚や気管支の粘膜を鍛えあげるための何よりの鍛錬になっていました。年上に引っ張られて、木枯らし吹き荒れる中を大声を張り上げながら走り回り、鬼ごっこやかくれんぼ、冬は雪合戦、夏は水遊びをするような生活が、子どもたちの頑張るホルモンのシステムを鍛えて、ぜんそくにならない心と体を作ってくれていたのです。

それこそ生まれつきゼラゼラという滲出性体質の子どもとか、第1章でお話しした体質性の風邪の子どもなどには、まさにこのような生活習慣（育て方）が必要なのです。頑張るホルモンの働きをよくしてやれば、滲出性体質も改善しやすく、体質性の風邪からぜんそくに移行することもなくなります。

●3歳からは「心の面」でも頑張る時期

「頑張るホルモン」の働きは体を鍛えるだけではなく、心を鍛えることでもよくなります。心を鍛えるなどというと大げさに聞こえるかもしれませんが、ぜんそくは不安や不満、甘えた気持ちなどでも悪化し、112ページでもお話しするように、心理的な問題はステロイド剤も効かないような発作を引き起こすこともあるのです。

ですから、よく気がつく、意欲的、大胆、自信があるなどの、心の面での年齢相応の「たくましさ」とか「凛々《りり》しさ」を充実させることも、ぜんそくの発症を防ぐための強力な対応策になります。

具体的には、1歳頃から「荒々しくイキイキ」とした扱いを心がけ、3歳を過ぎたら「甘えるよりも頑張ってほめられることを好む子」になっていることが大切です。この気持ちが「負けるものか」というやる気につながり、年上に引っ張られて頑張ることが「楽しい」と感じられるような幼稚園児から小学生になっていくとよいのです。

そして次の目安としては、6歳頃には「よく気がついてやる気の多い」子どもになり、10歳頃には「大人の仲間入り」の練習ができるようになっていくことが大切です。

小学校入学後は年上との大胆な遊びのほかにも、親も含めた周りの大人から、手伝いとか大人扱いなどで引っ張られて、その体験を豊かにすることにより「意欲的・行動的」で「自信があって大胆」な子どもに（10歳頃までに）成長していくとよいのです。この心の面でのやる気や凛々しさの充実が、頑張るホルモンの働きを良くしてくれる仕上げになるのです。

ですから筆者たちは小児ぜんそくの患者さんには、治療の一環として、「小学校3年生になったら、一人で通院するように」と指導しています。この指導はたくましさを培《つちか》うための行動療法として機能するのです（☞１２１号「初めての体験」、１７０号「お便り紹介」）。

これらのたくましく成長するための経験を積み重ねることにより、15歳になったときには、「大人の仲間入り（昔ならば元服）の時期になった」という自覚が持てて、多少のトラブルがあっても動じずに「おおらか、朗らか、前向き」に物事に接することができるような人柄に成長しているとよいのです。「あなたも大人になったね」と評価されるような「見所のある青年」に成長していくことがぜんそくの心因に対しての最強の予防策になるのです。

子どもの成長と発達には一定の原則があります。筆者らは本項でお話ししたように、子どもたちは、1歳・3歳・6歳・10歳・15歳の年齢を節目として成長していくと考えています。この理論を「等差数列成長説（先代久徳）」[15]と言いますが、ぜんそくの発症とか自然治癒、発症年齢とアレルギー陽性率などの事柄もこの節目の影響を受けているのです。詳しくは84ページ以降でお話しします。

●子どもの生活の変化がぜんそくを増加させる

かつて子どもたちは学校から家に帰ると、カバンを放り出し、そのまま遊びに行き、たいてい暗くなるまで帰ってきませんでした。この子どもたちの「年上との外遊びが多い活動的な生活」が小児ぜんそくを自然治癒させていたのです。その頃のぜんそくは「小学校に上がれば治る」とまでいわれていました。第1章でもお話ししたように、昭和40年頃の小児ぜんそくは66％までが中学卒業までに治っています。当時の小学校や中学校、さらには学校を取り巻く地域社会の中には「小児ぜんそくを自然治癒させる力」が備わっていたのです。

しかし、昭和40年頃からこの地域社会の「ぜんそく抑止力」は失われてしまいました。その最大の原因は子どもたちの生活（遊び）の変化です。具体的には「屋外での年上との体を使った遊び」から「屋内での体を使わない遊び」への変化です。これを促進したものがアニメとゲームでした。

アニメといっても鉄腕アトム（昭和27年〜）や鉄人28号（昭和31年〜）の頃は、アニメはまだ「子どもたちの娯楽の一部」にすぎませんでした。その時代はまだ子どもたちの遊びの主体は外遊びだったのです。しかし、昭和49年の宇宙戦艦ヤマト、昭和53年のインベーダーゲームとゲームセンター、昭和54年の機動戦士ガンダム、昭和55年の任天堂ゲーム&ウォッチなどの出現につれて、アニメやゲームは子どもたちの「遊びの主役」になってしまいました。

ここで子どもたちの遊びの変質についての興味深いデータをご紹介しましょう。まずは小学生とその親および教員を対象に、子ども時代の遊びの種類と遊び場所について調べた２００３年の神奈川県の調査です（２００５年5月1日中日新聞）。

●大人世代

子どもの頃の遊び：①かくれんぼ（99・1％）、②鬼ごっこ（98・6％）、③だるまさんが転んだ（97・8％）、④ブランコ（97・2％）、⑤縄跳び（96・8％）

遊び場所：①広場や空き地（67％）、②自宅（57％）、③友だちの家（54・9％）

●子ども世代
遊び：①テレビゲーム（72・5％）、②トランプ（62・6％）、③ドッジボール（59・1％）、④パソコンゲーム（55・2％）、⑤カードゲーム（51・6％）
遊び場所：①自宅（66・8％）、②友だちの家（51・6％）、③公園（49％）

これを見ると大人世代と子ども世代で遊びと遊び場所が「動→静」へ、「外→内」へと大きく変化していることがわかります。一言でいえば、外遊びからゲームへの変化です。

次に就学前の子どもが、平日に保育園や幼稚園以外で誰と遊ぶか調べたベネッセ次世代育成研究室の「首都圏・地方市部ごとにみる乳幼児の子育てレポート（2010）」です。

●1995年：①兄弟60・3％、②友だち56・1％、③母親55・1％
●2010年：①母親83・1％、②兄弟51・6％、③友だち39・5％

データの推移を見れば一目瞭然で、「家の中でゲームで遊ぶ」子どもが急増し、屋外で友だちと遊ぶ機会がどんどん減っていることがわかります。「天気が良いのに家の中でゲームや本を読んで過ごす」という生活は、昔は病気のときか虚弱児童の生活でした。それが現在では子どもたちの「普通の生活」になってしまっているのです。

こうした変化の背景には都市化や、少子化の影響などがあるのは容易に想像がつきますが、それにしてもその変貌ぶりには驚かされます。

また平成20年の全国国公立幼稚園長会の調査によれば、幼稚園終了後の園児の外遊び時間は、2時間以上が6％、1～2時間が22％、30分から1時間が37％、30分未満が21％、ほとんど遊ばないが14％という信じられないような結果でした（2008年5月5日中日新聞）。

そしてこの子どもたちの遊びの変質は子どもの心理、身体面にも悪影響を与えることになります。心配性で過保護な親の「悪影響が現れやすくなった」のです。

●心配性と過保護に「歯止め」が利かなくなった

母親の心配性がぜんそくのリスクファクターであることは昭和58年の成人ぜんそくのアンケート調査でもわかっています（表2）。昔から心配性で過保護な母親は大勢いたのです。それでも子どもたちの「年上との遊びの社会」が保たれていて、学校と地域社会の「ぜんそく抑止力」が保たれていた時代には、その抑止力が心配性で過保護な母親の悪影響を中和し、打ち消して小児ぜんそくの発症を抑制してくれていたのです。たとえばそれは次のような状況です。

（表２）　成人ぜんそく患者の小児期における親の特徴

男性

[%]

年齢［才］		3 〜 6			7 〜 10			11 〜 15		
		健常者	有病者	ぜんそく	健常者	有病者	ぜんそく	健常者	有病者	ぜんそく
口うるさい	父	7.1	5.4	26.7	7.1	5.4	24.9	5.4	5.4	23.2
	母	10.7	8.9	48.2	8.9	8.9	42.8	10.7	10.7	44.6
心配性	父	14.3	5.4	21.4	8.9	5.4	19.6	8.9	5.4	19.6
	母	26.8	10.7	96.6	21.4	10.7	64.2	21.4	10.7	62.5

女性

[%]

年齢［才］		3 〜 6			7 〜 10			11 〜 15		
		健常者	有病者	ぜんそく	健常者	有病者	ぜんそく	健常者	有病者	ぜんそく
口うるさい	父	11.4	8.6	18.6	8.6	8.6	20.0	8.6	10.0	27.1
	母	17.1	18.6	40.1	17.1	17.1	41.4	17.1	17.1	42.9
心配性	父	22.9	14.3	30.0	21.4	14.3	28.5	22.9	14.3	28.6
	母	27.1	20.0	48.1	30.0	18.6	52.9	28.6	24.3	52.9

このデータは、昭和58年の日本心身医学会総会のシンポジウムで発表したものの一部です。

健康な大人（健常者）と、ぜんそく以外の慢性疾患の患者さん（有病者）と、ぜんそくの患者さんについて、「子どものころの親の印象」を比較しています。

ぜんそくの患者さんでは、男女ともにどの年齢でも、両親が「口うるさく心配性」であったことがわかります。そして特に母親にその傾向が強いことが特徴です。

冬の寒い日に親が「寒いから風邪をひくので外出するな」といっても、近所の年上の遊び相手が「おーい、裏の広っぱで遊ぶぞー！　缶蹴りと馬つぶしやるぞー！」と誘いにきます。この年上の出現によって、親の「外は寒いから出ると風邪をひく」という悪魔の呪文はその効力を失います。そして本人が「親の意向に反して外へ行ってもいいのか？」と親の顔色を窺《うかが》ってグズグズしていたとしても、年上が「何やってんだよ早くしろよー、オバサン一緒に行っていいでしょ？」といって本人を連れだしてくれれば、親の心配性の呪いから子どもは解放され、「小児ぜんそくを自然治癒させる力を備えた子どもたちの社会」に入っていけることになります。「寒いと風邪をひく」という悪魔の呪文を「アッカンベー」と一刀両断するようなぜんそく抑止力を、子どもたちの社会は備えていたのです。

しかし現在では子どもたちの生活（遊び）の変質によりこの抑止力が失われてしまいました。こうなると心配性で過保護な親の悪影響は（親が自覚して修正しない限り）わが子に集中して蓄積されることになります。

その結果現在では「寒いと風邪をひく」という迷信に支配された心配性な親が増え、子どもたちは厚着になり、水遊びも外遊びも減少し、家屋は気密性が改善し冬でも全館暖房で暖かです。手伝いや大人扱いも減少し「幼くひ弱」な子どもたちが増加しています。子どもたちは完全な「寒さ欠乏症」「運動欠乏症」「大人扱い欠乏症」になってしまいました。その結果ぜんそくの発症を抑える「頑張るホルモン」の働きが悪くなる子どもが増加して、小児ぜんそくも増加することになります。そして小児ぜんそくの自然治癒率は現在では50％弱まで低下していますから（56ページ）、当然の帰結として大人のぜんそくも増加していくことになります。これが人間形成医学の立場から考えたわが国のぜんそく増加の原因（メカニズム）です。

【3】ぜんそくは一つの原因だけでなるんじゃないの？

●ぜんそくの「総合医学説」を覚えましょう

ここからは「気管支ぜんそくの総合医学説」(16)についてお話しします。これは、先代久徳が1963年に提唱したぜんそくの成立にかかわる理論で、本書でお話しするぜんそくの「総合根本療法」の基本となる理論です。

気管支ぜんそくの総合医学説では、ぜんそくは一つの原因だけで発症する病気ではなく、「心と体とアレルギー（＋気道過敏性）」が複雑にかかわりあった病気であると考えます。そしてぜんそくにかかわるそれぞれの要素を作りあげる原因は患者さんの「毎日の生活」の中にあると考えます。ぜんそくの「根治を目指す」場合にはこの考え方を理解することが必要になります。図5に基づいてお話ししますので、よく理解するようにしてください。

①心理的な不安定さ（心理的易適応障害性）

0〜3〜6歳の頃に神経質、心配性、過保護などの養育態度が原因になって、子どもの心に、小心、甘え、無気力、神経質などの性格傾向が生じ、不安や不満の感情が起こりやすくなって、その影響が頑張るホルモンのバランスを崩すようになったときに、ぜんそくの原因になる心理的な不安定さが出来上がります。この心理的な不安定さは患者さんの「三つ子の魂」として根深いところから、頑張るホルモンの働きに影響を与えます。

心理的な不安定さが関与したぜんそくは、吸う息が苦しくなることと、薬が効きにくくなって重症化しやすいのが特徴です。

②身体的な不安定さ（生理的易適応障害性）

頑張るホルモンのバランスの不安定さが、身体的な要因によって引き起こされることをいいます。ぜんそくの発症の原因としても発作のきっかけとしてもいちばん多い要因で

（図５）　総合医学説と毎日の生活との関係

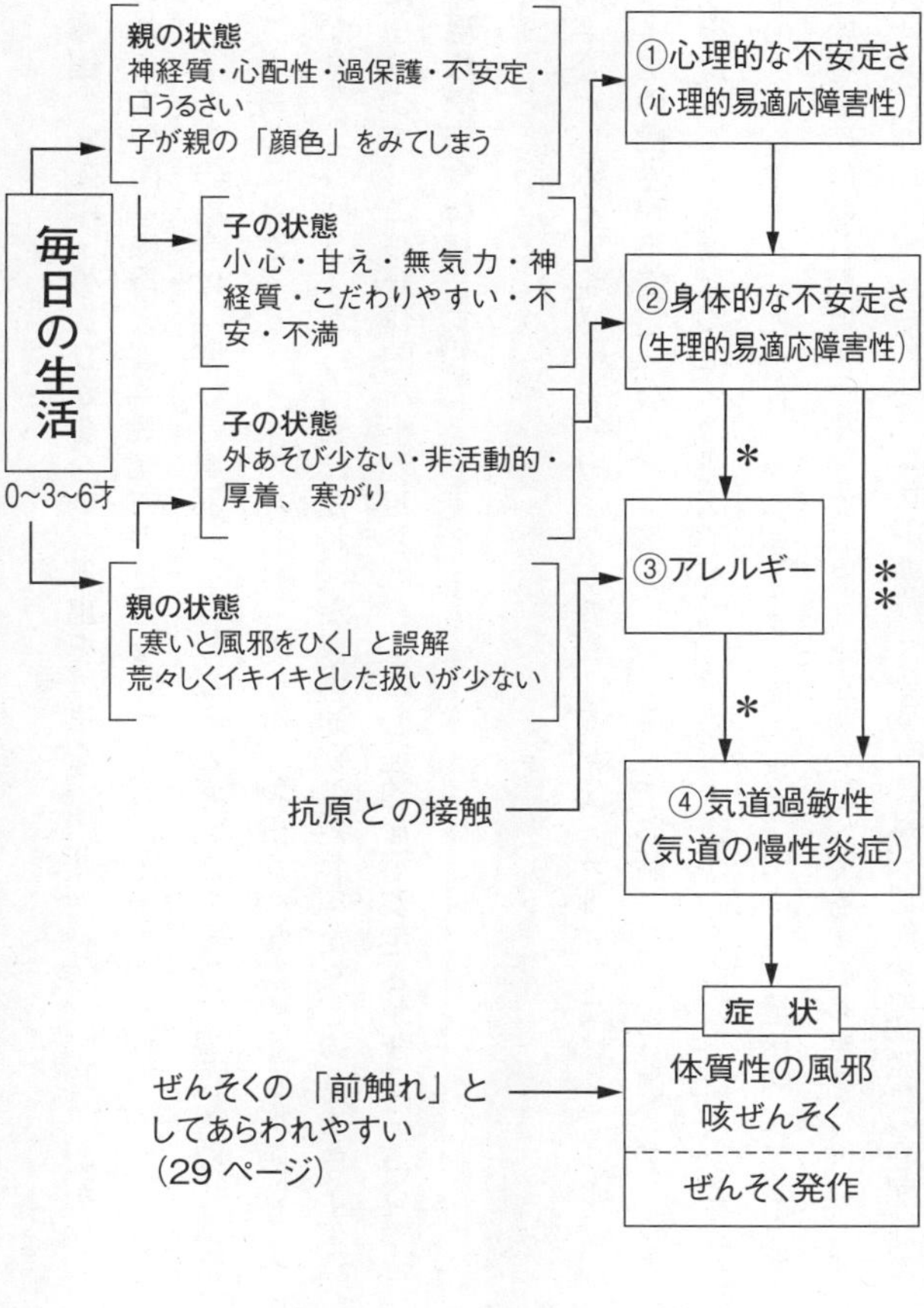
毎日の生活
0〜3〜6才
親の状態
神経質・心配性・過保護・不安定・口うるさい
子が親の「顔色」をみてしまう
子の状態
小心・甘え・無気力・神経質・こだわりやすい・不安・不満
子の状態
外あそび少ない・非活動的・厚着、寒がり
親の状態
「寒いと風邪をひく」と誤解
荒々しくイキイキとした扱いが少ない
①心理的な不安定さ
（心理的易適応障害性）
②身体的な不安定さ
（生理的易適応障害性）
③アレルギー
抗原との接触
④気道過敏性
（気道の慢性炎症）
＊
＊
＊＊
症　状
体質性の風邪
咳ぜんそく
ぜんそく発作
ぜんそくの「前触れ」としてあらわれやすい
（29ページ）

す。

具体的な原因としては、外遊びが少ない、外出を好まない、非活動的、厚着、寒がりなどが挙げられます。簡単に言えば「鍛え方が足らない」とも言えます。

背景には、子どもの場合は「寒いと風邪をひく」などと考えた心配性で過保護な生活習慣（育て方）があることが多く、大人の場合は、寒がり、物静かな趣味が多い、運動をやめた、仕事が営業（外回り）から内勤に変わった、車通勤に変わったなどのさまざまな理由が原因になります。この身体的な不安定さは、①の**心理的な不安定さが背景にある場合には、一層現れやすく**なります。

③アレルギー

①と②の「心と体の不安定さ」により、アレルギーを抑えるホルモンであるアドレナリンやステロイドの働きが不安定になると、第1章の［7］でお話ししたように、アレルギーの遺伝子を持っている場合にはその遺伝子が働き始め、1歳から3歳にかけてダニやハウスダストのアレルギーが「作られて」いきます（図の＊のルート）。遺伝的にアレルギーを持たない場合にはどれだけダニやハウスダストを吸い込んでもアレルギーは成立しません（図の＊＊のルート）。このようにアレルギーの成立には、遺伝・保護者の心配性の

程度・年齢・アレルゲン（抗原）の種類と接触の程度などの要素が複雑にかかわっていると考えられます。詳しくは本章［5］でもお話ししますが、**ぜんそくのアレルギーの背景には「心と体の影響力が潜んでいる」**と考えるべきであり、これがぜんそくをはじめとする「アトピー性疾患」の特徴であると筆者らは考えています。

④気道粘膜の過敏性（気道過敏性）

以上の①〜③が原因となって、気道の過敏性が現れます。この気道過敏性がぜんそく発作の直接の原因になります。第1章でお話ししたように、皮膚でいえば薄皮がむけてピリピリしている状態であり、ガイドラインがいう「気道の慢性炎症」はここに該当します。

繰り返し述べているようにこの気道過敏性は「ぜんそくそのものの原因」ではありません。前述の「心と体とアレルギー」のかかわりの結果として現れてきた気管支粘膜の変化なのです。しかしこの過敏性のために運動や感染による発作が引き起こされたりもするので、ここでは一応ぜんそくの原因の一つに入れておきます。

ぜんそくはこの「四つの原因」が（多くの場合は）組み合わさって発症し、次項［4］で述べる「五つのルート」をきっかけにして発作が現れるのです。

●成長過程におけるぜんそくの経過について考えてみよう

ぜんそくは目先の発作のパターンもさまざまですが、子どもから大人にかけての成長過程における経過もさまざまです。小児ぜんそくでも、自然に治ってしまう人、大人まで持ち越す人、一旦は軽快した後に再発する人などいろいろなパターンがあります。ここではこの「さまざまな経過を示す仕組」について考えてみましょう。図6は、ぜんそくの「さまざまな経過」について患者さんに説明するときに用いているものです。

この図1枚で複雑なぜんそくの経過についてのすべてを説明することは到底不可能であり、あくまでも大まかな説明にすぎませんが、ぜんそくの全体像を把握し、根治から再発防止までを考える場合には相当役に立つ考え方ですから、ここでお話ししておきます。

図の縦軸はぜんそくを抑える「頑張るホルモン」の機能の充実度を示します。左端の縦軸の◎のところが生下時の状態になります。そして上方向ほど機能は充実（⊕）し、下方向ほど不充実（⊖）ということになります。Aのゾーンは「機能が十分に充実しぜんそくにはならない（なれない）」健康で正常な状態を示します。Bのゾーンは「ぜんそくになる条件は整っているが、まだ本格的な発症には至っていない」というぜんそく予備軍の状態です。小児では30ページでお話しした「反覆性体質性呼吸症候群」、成人では「咳ぜん

（図6）　ぜんそくのさまざまな経過

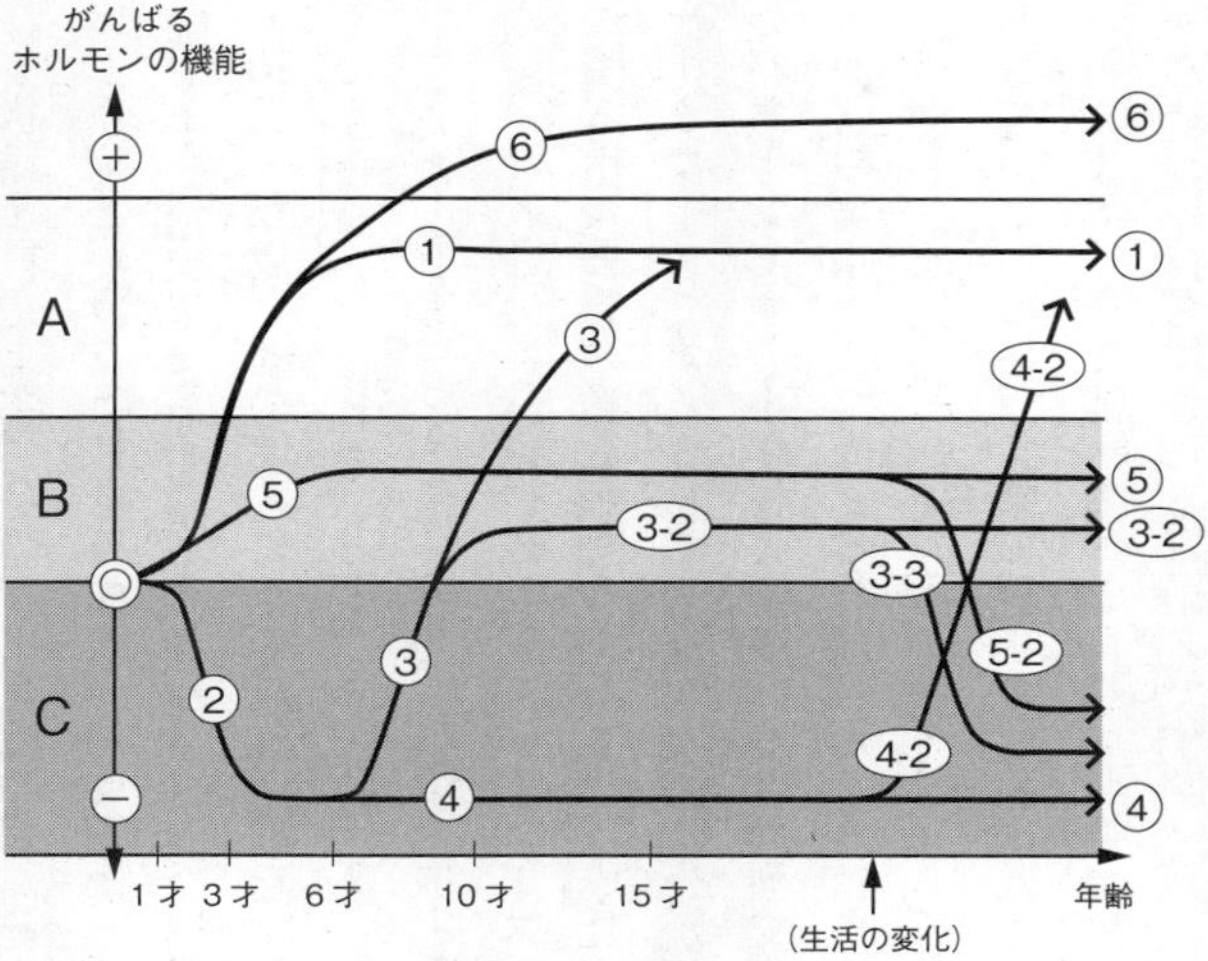

◎が生まれた時の状態です。
この状態から①の方向へ成長して「頑張るホルモン（アドレナリンとステロイド）」の働きが充実していけば、ぜんそくにはなれません。②の方向に向かっていくと小児ぜんそくとして発症します。③は小学校入学後、小児ぜんそくが自然治癒していくコースで、④が自然治癒せず大人まで持ち越すコースです。⑤はいつぜんそくが発症してもおかしくない「予備軍」ということになります。③の自然治癒率は現在では40～50%といわれています。

そく」などが現れる状態と言えます。Cのゾーンは「ぜんそくが発症している」状態で、下のほうへ行くほど重症ということになります。

図の横軸は年齢です。73ページでお話しした「等差数列成長説」での節目である、1歳・3歳・6歳・10歳・15歳を経て成人に至る成長過程を示しています。

①が「ぜんそくにならない（なれない）」パターンです。0歳から3歳にかけて、本章［2］で説明したような生活を送ることにより、頑張るホルモンの働きが健全に充実してぜんそくにならない（なれない）状態に成長していくコースといえます。

②はその逆で頑張るホルモンの働きが悪くなるように成長する結果、6歳までに小児ぜんそくとして発症するコースです。そして②は③と④に分かれます。

③が自然治癒のパターンです。小学校入学後、心身両面で生活が前向きになって、頑張るホルモンの働きがAのゾーンまで充実すればぜんそくは自然治癒していきます。改善がAまでに至らずBのゾーンに留まった状態が③-②のコースです。このコースは「とりあえずぜんそくはおさまっているが、将来の再発の危険は残されている」という「ぜんそく予備軍」の状態と言えます。後で述べる⑤と同様の状態です。④は小児ぜんそくが自然治癒しないで成人ぜんそくに持ち越されるコースです。

⑤は「ぜんそく予備軍」のコースと言えます。小児期にぜんそくが発症するほどでもなかったが、完全に①のコースでもなかったという状態です。現実には図のように1本の線で表せるわけではなく、患者さんの生活状態によってぜんそく発症のリスクにはかなりの幅があります。

⑥は頑張るホルモンの働きがAのゾーンの正常上限を超えて「過剰によくなりすぎた状態」です。頑張るホルモンが出すぎている状態ですから、このコースの人はまずぜんそくになることはありません。その代わりに、高血圧、心筋梗塞などの「頑張るホルモンが出すぎるがための疾患」が現れやすくなります。

⑤の「ぜんそく予備軍」であっても、毎日の生活に追われて無我夢中で暮らしているときとか、波風なく平和にそれなりにイキイキと暮らしているようなときには、生活からの影響で頑張るホルモンの働きがよくなりますから、その生活が維持できている限りぜんそくは発症しません。これは(3-2)の場合でも基本的には同じです。

しかし、何らかの形での「生活の変化」があり、その変化が頑張るホルモンの働きに影響を与えた場合にはぜんそくの経過にも変化が現れます。生活の変化が前向きに作用してそれが継続すれば、それまでぜんそくであったとしても自然に治っていく場合もあります。図の④-②がそれに該当します。戦争などで一過性に改善する（128ページ）のも同様の反応です。

生活の変化が後ろ向きに作用した場合には、ぜんそく予備軍の中からぜんそくを発症する患者さんが出てきます。図の③-③、⑤-②などがこれに該当します。③-③は「小児ぜんそくが一旦はおさまったが大人になってから再発した」というコースであり、⑤-②が「成人発症型ぜんそく」ということになります。

この「生活の変化」について分析することは相当に複雑な作業になります。なぜかというとぜんそくでは、「同じ生活の変化であっても、ある人にとっては症状を改善させるように作用し、ある人にとっては悪化させるように作用する」というややこしい現実があるからです。

たとえば女性では出産を機会に子どもの頃からのぜんそくが治ってしまう人もいますし、その逆に出産をきっかけに発症する人もいます。小児でも入園や入学は発症のきっかけのベスト3（心因面での）に入りますが、本章［5］でもお話しするように、小学校に入学すればぜんそくの発症率は激減しますし、昭和40年頃の調査では小児ぜんそくの6割以上は入学後治っていく（56ページ）こともわかっています。同じ「入学」という生活の変化であっても、ぜんそくを発症させる「毒」になったり、治してしまう「薬」になったりするのです。

このようにぜんそくには、**「ある人にとっての毒がある人にとっては薬になる」という一筋縄ではいかない複雑さが備わっている**のです。この複雑さに対応するためには「生活環境と患者さんとの間の相互作用」を「診察」して「治療」できなくてはなりません。筆者らはその視点に立った医学を「人間形成医学」と呼んでいます。人間形成医学については第3章［1］で詳しくお話しします。

【4】ぜんそくの発作を引き起こす5つのルート

●発作を引き起こす5つのきっかけ（ルート）

前項［3］でぜんそくは多因子性の疾患で四つの原因があると述べました。心や体の不安定さなどそれらはいずれも体の内側にある「内因性」のものです。

これに対してぜんそく発作を引き起こすきっかけ（引き金）は、ありふれた生活の変化とか季節の変化、ダニ、ホコリなど「刺激ともいえないほどの日常的なわずかな変化」であり、基本的には（女性の月経などを除いて）体の外側にある「外因性」のものです。つまり、ぜんそくの原因は患者さんの内側に性格と体質として作り上げられていて、発作の引き金は患者さんの外側にあるということになります。

ぜんそく発作のきっかけは、次の5つのルートに整理できます（図7）。

①心理的なルート

心の不安定さがぜんそくの原因になっている人は心理的なきっかけで発作が現れます。

ぜんそくのガイドラインでも「激しい感情の表出」はぜんそくのリスクファクターになりうるとされていますが、現実には「鏡のような水面にわずかにさざ波が立つ」程度の取るに足らないほどの気分の変化で、呼吸が止まるほどの発作が引き起こされることも珍しくはありません。

週末のちょっとした気の緩み、緊張する行事の後の「ホッ」とした気持ち、不安、不満、イライラ、慌てて気をもむなどのわずかな気分の変化でも発作の引き金になります。就職、転職、結婚、出産、定年、子育てが終わるなどもきっかけになります。子どもでは弟妹の誕生、入園・入学、叱責《しっせき》などのほか、行事の前後、帰省（特に母親の実家）などもしばしばきっかけになります。

（図7）　総合医学説と発作のきっかけ

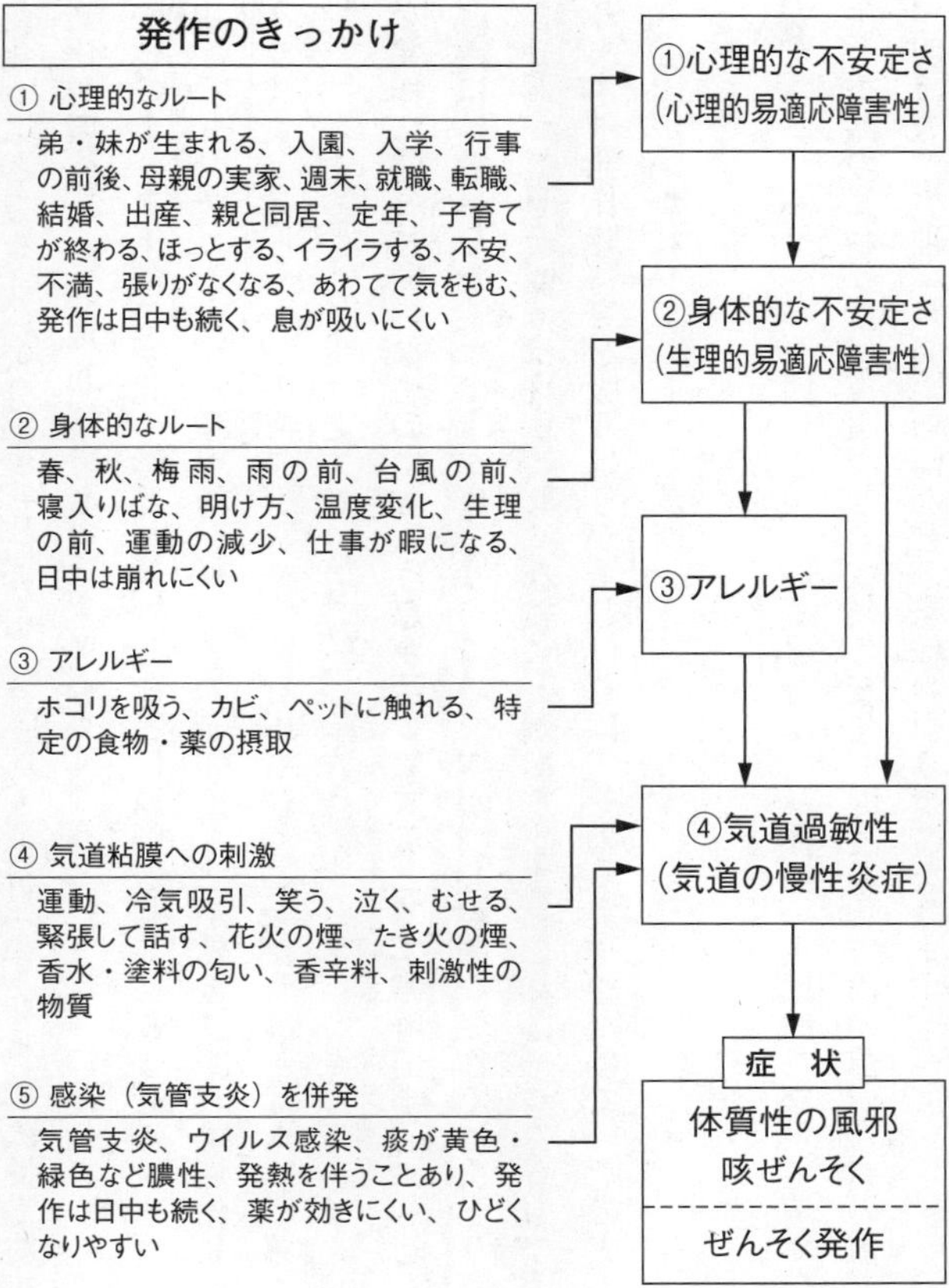
発作のきっかけ
① 心理的なルート
弟・妹が生まれる、入園、入学、行事の前後、母親の実家、週末、就職、転職、結婚、出産、親と同居、定年、子育てが終わる、ほっとする、イライラする、不安、不満、張りがなくなる、あわてて気をもむ、発作は日中も続く、息が吸いにくい
② 身体的なルート
春、秋、梅雨、雨の前、台風の前、寝入りばな、明け方、温度変化、生理の前、運動の減少、仕事が暇になる、日中は崩れにくい
③ アレルギー
ホコリを吸う、カビ、ペットに触れる、特定の食物・薬の摂取
④ 気道粘膜への刺激
運動、冷気吸引、笑う、泣く、むせる、緊張して話す、花火の煙、たき火の煙、香水・塗料の匂い、香辛料、刺激性の物質
⑤ 感染（気管支炎）を併発
気管支炎、ウイルス感染、痰が黄色・緑色など膿性、発熱を伴うことあり、発作は日中も続く、薬が効きにくい、ひどくなりやすい
①心理的な不安定さ
（心理的易適応障害性）
②身体的な不安定さ
（生理的易適応障害性）
③アレルギー
④気道過敏性
（気道の慢性炎症）
症　状
体質性の風邪
咳ぜんそく
ぜんそく発作

「生活の変化」にともなう「気分の変化」が引き金になるわけですから、「人間が決めたルール（文化的環境）」に心理的な不安定さが反応しているということになります。ですから春とか秋のような気候の変化の影響を受けることは原則としてありません。

前項［3］でも説明したように心理的なルートの発作は、薬が効きにくく重症化しやすい傾向があります。発作そのものも長引きやすく日中も続くことがしばしばあり、第1章［5］でお話しした軽症難治性ぜんそくの原因の一つにもなります。

心理的な発作に最も特徴的なものは「吸う息が苦しい」ことです。解剖学的にもぜんそく発作のときには「息を吐く」ほうが苦しくなるのですが、心理的な発作では（100％ではありませんが）息を吸うほうが苦しくなることがあります。これは一つの有力な手がかりになります。発作時に息を吸うほうが苦しければ、その事実一つだけで、その人のぜんそくに「心因がかかわっている」と診断できるからです。

②身体的なルート

体の不安定さがぜんそくの原因になっている場合は、身体的（生理的）なルートで発作が現れます。季節の変わり目、梅雨などの気候の変化、温度変化、雨の前、台風の前、寝入りばな、明け方、生理（月経）の前などが発作の引き金になります。

季節や気候の変わり目は「患者さんの外側の自然環境の変化」であり、寝入りばなとか明け方、生理などは「内側の自然環境の変化」といえます。身体的なルートは「自然のルール（自然環境）」に身体的な不安定さが反応しているということになります。

原則として夜間に悪化しやすく日中は崩れにくい傾向があります。

③アレルギー

アレルギーが原因になっている場合は、特定の物質への接触により発作が現れます。ダニ、ホコリ、カビ、ペット、食品、薬品などさまざまなものが発作の原因になります。血液検査で最も多く検出される（陽性になる）ものは、ダニとハウスダストです。ただし、アレルギーだけが原因でぜんそくになるケースは相当にまれです。

④気道粘膜への刺激

気管支粘膜の過敏性があれば気道粘膜への刺激で発作が現れることもあります。最も代表的なのは運動後に現れる発作で「運動誘発性ぜんそく」と呼ばれます。運動をし終わって数分した頃から発作が現れます。運動中から苦しくなることは通常ありません。運動で誘発されるのは「ぜんそく」ではなくぜんそくの「発作」であるとする考え方から「運動誘発性発作」（ＥＩＡ）とか「運動誘発性気道収縮」と呼ばれることもあります（筆者もこちらのほうが適切と思います)。このほかにもクーラーの冷気、たばこの煙、花火の煙、たき火の煙、車の排気ガス、大声で笑う、刺激性の物質などで発作が誘発されることもあります。

⑤感染(気管支炎・肺炎)を併発

気管支粘膜の過敏性がある場合には、感染によっても発作が誘発されます。第1章でお話しした気管支での「感染性の風邪」が原因となります。同じ「風邪」といっても胃腸風邪や中耳炎などのように気管支以外の場所で起きるものは無関係です。細菌やウイルスなどの病原体による炎症ですから、熱が出ることもありますし、細菌が原因であれば痰が無色透明ではなく、黄色か緑色がかった膿のような色になります。

感染による発作も心理的な発作と同じように「日中も悪くなり、薬が効きにくく、重症化しやすい」のが特徴です。ぜんそくで「死亡に至る発作」の誘因の第一位が、この感染です。軽症難治性ぜんそくの原因の一つにもなります。

なおアレルギーや気道粘膜への刺激などは、神経質になりすぎると自己暗示で発作が起こることもありますから注意が必要です。その場合は不安や恐れなど心理的な刺激が発作の引き金ですから間違えないようにしてください(第2章[5][10]参照)。

ぜんそくの発作は、以上の５つのルートによって引き起こされます。このルートの中のどれとどれが自分のぜんそくにかかわっているのかを明らかにすることにより、ぜんそくを根治させるための第一歩である「原因分析」ができることになります。その原因分析のためには詳細な「病歴調査」が必要になります。このことは第４章で詳しくお話しします。

[5] ぜんそくはアレルギーがなくてもなるの？

●アレルギーがなくてもぜんそくになるし、発作も起こる

図８は小児ぜんそくの年齢別発症率とアレルギー陽性率のグラフです。

棒グラフが小児ぜんそくの発症率を示しています。１歳台をピークにして３歳までに全体の68・０％、６歳までに94・３％が発症していることがわかります。このデータは昭和38年の調査ですが２０１２年版のガイドラインでもほぼ同様の結果になっています。

折れ線グラフがダニアレルギーの陽性率です。同愛記念病院馬場実《ばばみのる》先生のデータ(17)をお借りしましたが、小児ぜんそくではダニアレルギーの陽性率は、０歳で５％以下、１歳でおよそ40%、2、3歳で70~80%くらいになり、以後80%台が続きます。

これらのグラフからもわかるように「ダニ（ヤホコリの）アレルギーがあるからぜんそくになる」という考え方は明らかに間違っているといえます。

0歳児のアレルギー陽性率は5%以下ですし、最も発症しやすい1歳児でも陽性率は40%強にすぎません。つまり0歳児の95%、1歳児の60%弱は「ダニのアレルギーがなくてもぜんそくになっている」ことがわかります。

そしてアレルギーの陽性率が70~80%になる2、3歳以降発症率は低下し、7歳以降では1%台かそれ以下に激減しています。アレルギーがあってもぜんそくにはなりにくくなっていることがわかります。

アレルギーがまだ強くない0~1歳児がぜんそくになりやすくて、アレルギーが強くなる2、3歳以降（特に7歳以降）は逆にぜんそくになりにくい——。このデータは、「アレルギーだけがぜんそくの原因ではない」ということを雄弁に物語っているのです。

また成人ぜんそくでは59ページの表のように、大人になってから（16歳以降）発症した例ではアレルギー陽性率が低いこともわかっています。

このようにぜんそくという病気は、その発症とか自然治癒、アレルギーの成立などの背

（図8）　小児ぜんそくの年齢別発症率とアレルギー（ダニ）陽性率

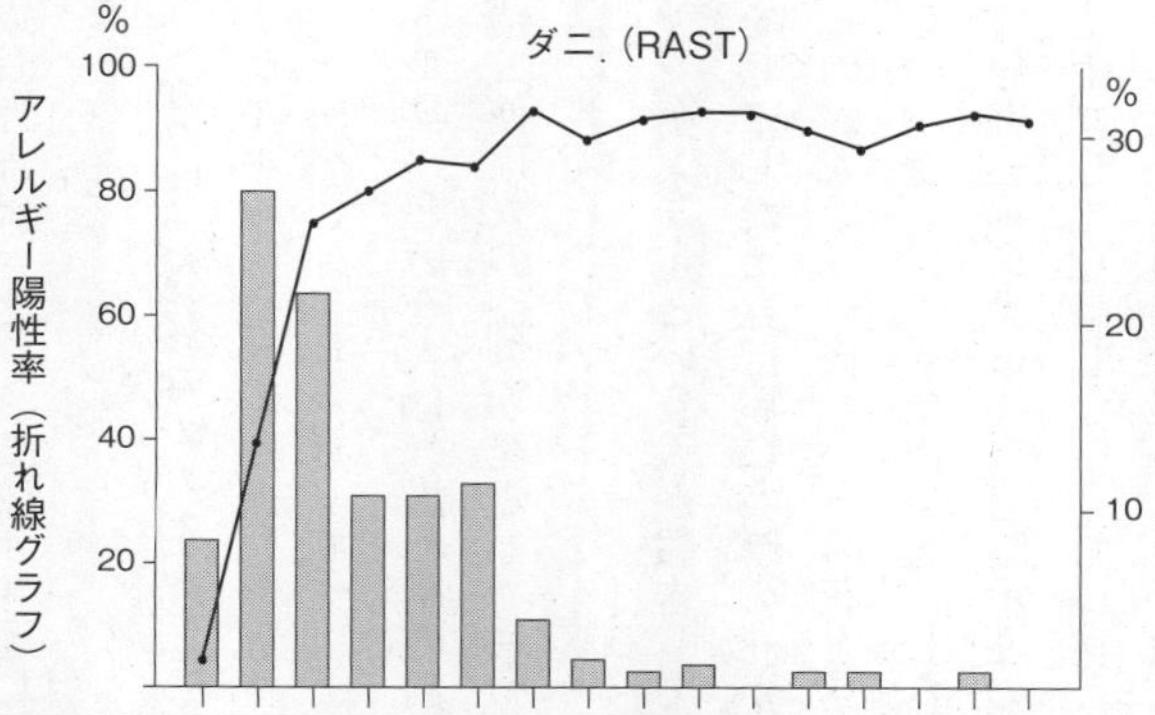

年齢	0	1	2	3	4	5	6	7	8	9	10	11	12	13	14	15
発症率	8.5	27.6	21.6	10.3	10.8	11.3	4.2	1.4	0.9	1.9	0	0.5	0.5	0	0.5	0
累計発症率	／	／	／	68.0	／	／	94.3									

ダニアレルギーの陽性率は０歳児では５%以下ですが、３歳までに急激に上昇することがわかります。そして同時にこの時期に小児ぜんそくが最も発症していることもわかります。

ですからこの０～３歳の時期に、「ぜんそくとアレルギーを抑えるホルモン」であるアドレナリンとステロイドの働きを良くすることが、小児ぜんそくの強力な発症予防策になり、根治のための生活療法にもなるといえます。
※アレルギー陽性率のグラフは文献 17 から引用し、０歳の部分の表示を一部改変してあります。

景に、人間の「成長と加齢」という要素が複雑にかかわっている病気なのです。

●「心かアレルギーか?」の微妙なかかわり

ここで、心とアレルギーの微妙な関連についての有名なエピソードを紹介しておきましょう。

①1868年にトルソーという人は、馬小屋の飼料の粉塵で起こる自分自身のぜんそく発作が怒りの感情(使用人の盗みが発覚)で増強したことを報告しています。

②バラぜんそく(ローズ・アズマ)

1886年にマッケンジーという人が報告しています。フランスのある婦人は、初めてぜんそくの発作を起こしたとき部屋にバラの花がありました。バラの花粉がぜんそくの原因と思い込んだその婦人は、以後、バラの花を見るたびに発作を起こし、ついには主治医が胸につけた造花のバラを見ても発作を起こしたのです。

これは典型的な思い込みによる「自己暗示性の発作」です。これとよく似た例に、部屋の掃除をしていてホコリを意識しないうちは何ともなかったのに、カーテンの隙間から差し込む日光のなかにホコリが漂《ただよ》っているのを見た途端に、発作が始まったというケースもります。この場合の発作の原因は「ホコリのアレルギー」というよりは、ホコリに対する「心理的アレルギー」と考えたほうが適切ということになります。

③ロングの実験

ニューヨーク大学臨床小児科教授のバックウィン夫妻は次のような報告をしています。

「同じ治療をしても自宅ではぜんそく発作がおさまらず、入院すれば発作がおさまってしまうぜんそくの子ども18人に対して、ロングという医師がある実験を行った。同じ治療であっても自宅では効果が現れない原因が自宅のハウスダストの影響なのかを検討したのである。ロングらは、子どもたちを自宅から離して入院させ、発作が改善した時点で（薬は自宅と同じ）、あらかじめ自宅から取り寄せておいたハウスダストを病室内にスプレーして扇風機で循環させて子どもたちに吸引させた。18例中1例も、臨床的にも聴診的にも呼吸器の変化は認められなかった」(18)

これら三つのエピソードからも、アレルギーと心の動きとの間の「繊細で複雑なかかわり」がよくおわかりいただけたのではないでしょうか。ですから、間違っても「ぜんそく＝アレルギー」などと単純に思い込まないでください。**ぜんそく治療はアレルギーに目を奪われてしまうとほぼ必ず道を誤ります。**

【6】「アトピー」って何？

●アレルギーだけでは説明できない「場違いなアレルギー」

ここでアレルギーとアトピーについての知識を整理しておきましょう。医学部の講義のような話になりますが、少々お付き合いください。

1796年にジェンナーが「牛の天然痘（牛痘）を人に感染させて人の天然痘を予防」する種痘《しゅとう》を成功させました。これが近代免疫学の始まりとされています。その後も免疫の研究は進み、1890年にはベーリングと北里柴三郎《きたざとしばさぶろう》が「ジフテリアや破傷風の毒素を動物に注射すると血清中に抗毒素が産生される」ことを発見し「抗毒素血清療法」を開発しました。

1902年にフランスのリシェとポワチエという研究者は「犬に致死量以下のイソギンチャク毒素を注射すると体調不良になるがその後回復する。その犬に最初の注射から数週間後にごく少量の同じ毒素を注射すると、数分でショックを起こして死亡する」ことを発見し、この反応を「アナフィラキシー」と名づけました。「無防備」という意味で、語源は「アナ（無or反）＋フィラキシス（防御）」に由来します。このような研究を通して20世紀初頭には、種痘のような体を守る免疫反応（免疫）と、アナフィラキシーのように体に害をなす免疫反応（過敏症）があることがわかってきました。

１９０６年にピルケという小児科医が、この「免疫」と「過敏症」を引き起こす体の働きを「アレルギー」と呼ぶことを提唱しました。「変わった反応」という意味であり、語源はギリシャ語の「アロス（変わった）＋エルゴ（働き）」に由来します。ピルケは免疫と過敏症とは基本的に同じ仕組みによって引き起こされると考え、両者をまとめて「アレルギー」と呼んだのですが、その後言葉の使われ方が変わってきて、現在ではアレルギーといえば「体に害をなす過敏症」のみをさすようになっています。

その後、１９２３年に米国のコカとクークは、人間には「奇妙な病気(Strange Disease)」があることを報告しました。それはピルケが報告したアレルギーのように、「前もって他の生き物の血清とか毒素などを注射する」という「前処置」を行わなくても、ひとりでに症状が現れてくるという、「場違いなアレルギー」でした。この現象にコカは「アトピー」という名称を付けました。語源は「ア（無or反）＋トピア（場所）」に由来しています。コカらは、アトピーの概念を次のように定義しています。

①本人および家族に気管支ぜんそく、枯草熱、アレルギー性鼻炎を認める。
②この素因は遺伝する。
③この家系の人は食物や吸入抗原に対して高度の過敏性を呈しやすく、血中にアトピー抗体（レアギン抗体）を認め、血中好酸球が増加する。
④種々のストレスにより、免疫・自律神経・内分泌の異常を生じやすい。

その後1933年にワイスとシュルツベルガーという研究者が、アトピー素因を持つ人には独特の皮膚病変が認められることを指摘し、その皮膚病変に対して「アトピー性皮膚炎」という病名を提唱しました。

筆者らはアトピー性疾患については、「心と体とアレルギーの三位一体の疾患」と考えていますが、1923年にコカらが提唱したアトピーの定義の中にも、「種々のストレスも影響する」という多因子性疾患の概念はすでに含まれていたのです。

しかし現在では「アトピー＝アレルギー」と決めつけてしまって「アトピー性疾患＝アレルギーが原因」という間違った考え方が一般的になってしまいました。なぜそうなってしまったのかについては第3章［2］で詳しくお話しします。

[7] ぜんそくはアレルギー対策だけでは治らない？

●「心と体とアレルギー」のかかわり方

ぜんそくは心理的な不安定さ、身体的な不安定さ、免疫の不安定さ（アレルギー）を基本にして、気道過敏性をも併せ持つという**多因子性の疾患**です。そして、本章［４］でお話ししたように「５つのルート」がきっかけになって発作が引き起こされます。そのうちの最も基本的な問題である「心」と「体」と「アレルギー」が、実際にどの程度の割合で発作にかかわっているのか、小児ぜんそく（中学3年生以下）の患者さんで調べたものが表3です。

昭和53年のデータは中等症以下（入院歴なし）の２０１例、昭和62年のデータは受診患者総数７５８９名の３・０％に相当する重症難治性症例２３１例、平成24年のデータは中等症以下の２０６例です。

平成24年を見ると、「心」は全体の41・7％、「体」は全体の95・6％、「アレルギー」は全体の78・2％の患者さんにかかわっています。また「心」＋「体」＋「アレルギー」

の三つの要因がすべてかかわっている患者さんは全体の32％、「心」＋「体」のように二つの要因がかかわっている患者さんは、「心と体」が8・3％、「心とアレルギー」が1・0％、「体とアレルギー」が43・2％の計52・5％に達しています。そして単独の要因しかかかわっていない患者さんは全体の15・5％であり、その内訳は、「心」のみ0・5％、「体」のみ12・1％、「アレルギー」のみ2・9％という数字でした。

このデータからはアレルギーが唯一の原因といえる患者さんは全体の2・9％にすぎないことになります。ですから平成24年の調査からは「アレルギーの治療だけで改善する小児ぜんそくは全体の2・9％にすぎない」ということになります。100人に3人以下なのです。巷間《こうかん》よくいわれる「小児ぜんそくの原因はアレルギー」という発言が、いかに無責任な誤りであるかがおわかりいただけると思います。

図9（1、2）は、170名の成人ぜんそくについて、男女別、重症度別に、心と体とアレルギーのかかわり方を調べたものです。加えて、気道過敏性の指標でもある運動誘発性発作（EIA）、冷気吸入による発作、感染による悪化についても調べてあります。

このグラフからは、成人ぜんそくでは、重症例ほど「心」のかかわりが多く（特に女性）、感染で悪化しやすいことがわかります。そしてアレルギーの関与は小児ぜんそくよ

（表３）　発作誘発要因の年代別変化（小児ぜんそく）

要因の内訳	昭和53年	昭和62年	平成24年
「心」のみ	5（2.5）	2（0.9）	1（0.5）
「体」のみ	14（7.0）	5（2.2）	25（12.1）
「アレルギー」のみ	2（1.0）	0（0.0）	6（2.9）
「心」＋「体」	27（13.4）	30（13.0）	17（8.3）
「心」＋「アレルギー」	14（7.0）	10（4.3）	2（1.0）
「体」＋「アレルギー」	18（9.0）	39（16.9）	89（43.2）
「心」＋「体」＋「アレルギー」	121（60.1）	145（62.7）	66（32.0）
「心」が関わるもの	167（83.1）	187（81.0）	86（41.7）
「体」が関わるもの	180（89.6）	219（94.8）	197（95.6）
「アレルギー」がかかわるもの	155（77.1）	194（84.0）	161（78.2）
総患者数（人・%）	201（100）	231（100）	206（100）

りも明らかに少なく、「体」のかかわりは小児と同様に80％以上の高率であることもわかります。小児から成人における、すべての調査年度・重症度において「アレルギーよりも体がかかわる患者さんのほうが多い」のです。

●アレルギーは「心と体」の支配を受けている

そして、症状への影響力も、アレルギーよりも「心と体」の影響のほうが強いこともわかっています。ほんとうにそうなの？　と思われるかもしれませんが次のように考えてみてください。

たとえば何らかのアレルギー反応でぜんそく発作が起きたとします。治療の第1ステップは交感神経系の気管支拡張剤の内服とか吸入になります。第４章２１０ページに示したように多くの種類がありますが、すべてアドレナリン系の薬剤です。また食物アレルギーや蜂アレルギーでのショック予防に用いられる「エピペン」の成分は、まさにアドレナリンそのものです。さらにはアナフィラキシーショックの場合には必ずステロイドホルモンの注射が行われます。

つまり体（交感神経と副腎皮質）が出してくれる、頑張るホルモン（アドレナリンとス

（図９－１）
発作誘発要因の関与率（成人男性 68名・％）

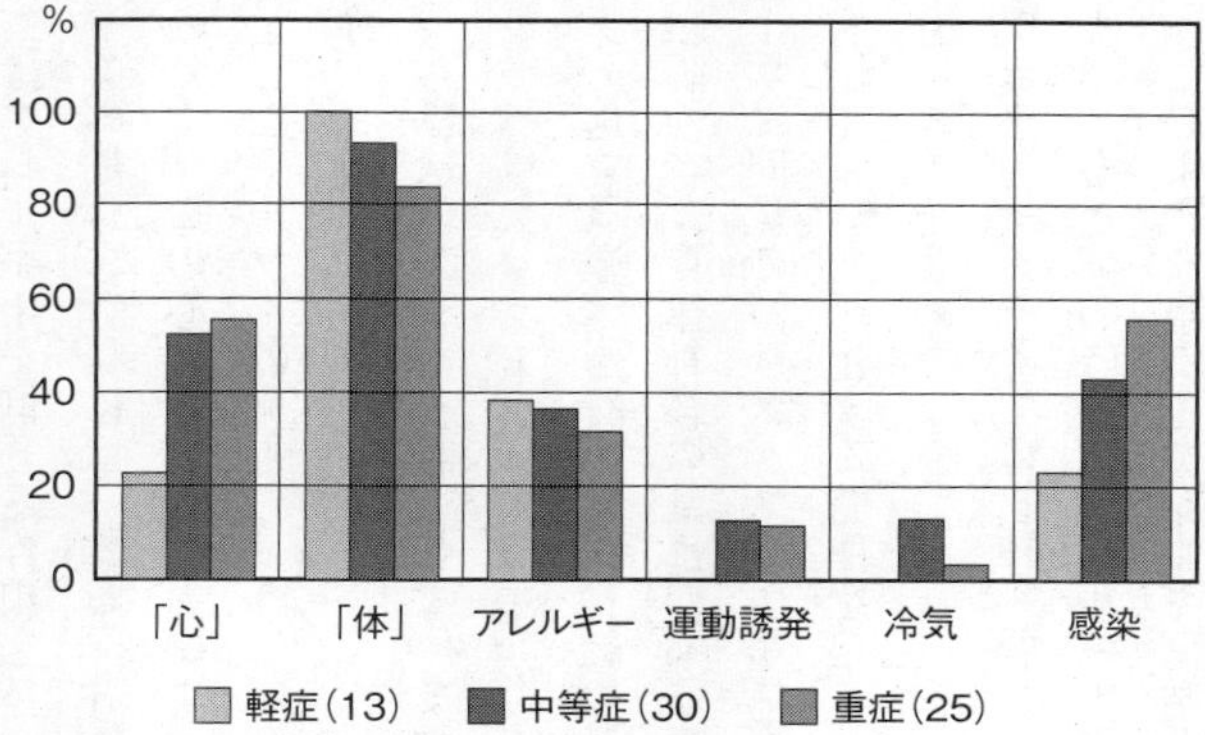

（図９－２）
発作誘発要因の関与率（成人女性 102名・％）

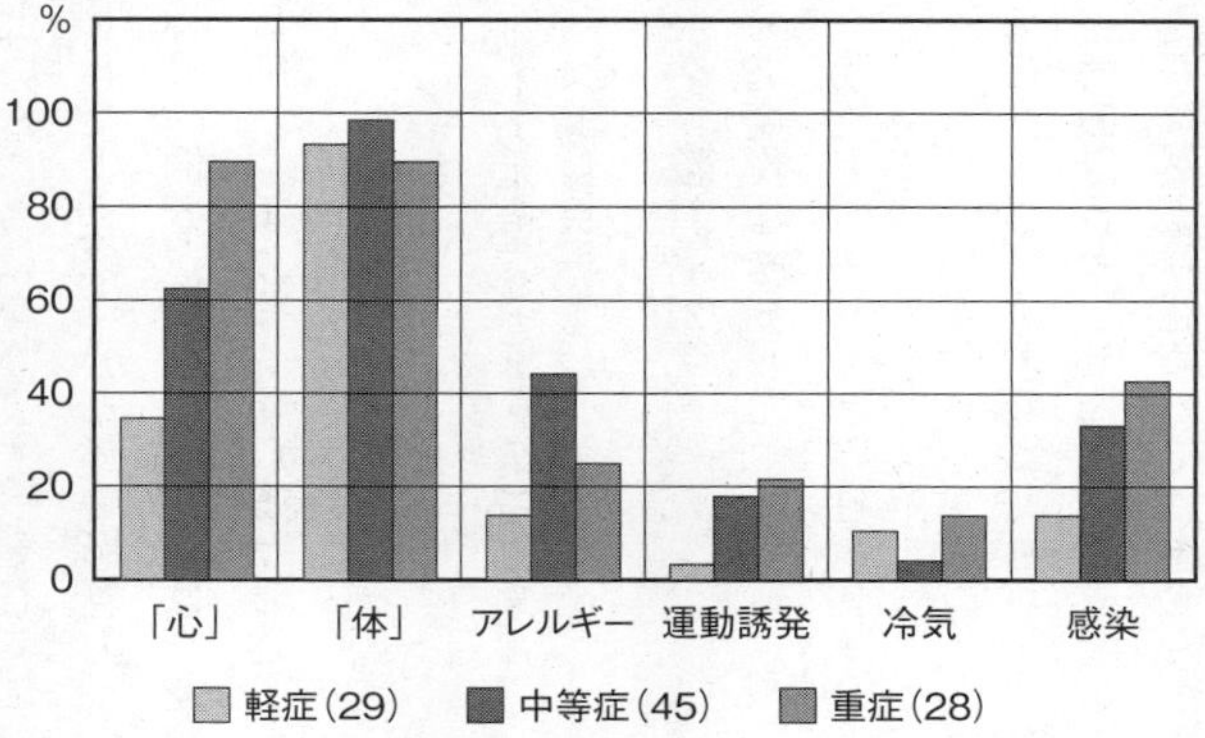

テロイド）はアレルギーを抑える作用を持っているということになります。そしてこの頑張るホルモンの働きの背景には、本章［3］でお話ししたように「心と体の影響力」が潜んでいるのです。この心と体の影響力によって自律神経の働きが乱れた場合には、98ページでお話ししたトルソーの報告のようにアレルギー反応が「より強く現れる」こともわかっています。

また筆者らは次のような検討もしています(19)。

①血液検査でハウスダストアレルギーが「強陽性」以上の小児ぜんそく患児63名に、「シェロングの起立試験」を行い自律神経の乱れやすさを調べた。
②起立試験陽性者（自律神経の乱れがある患児）は42名、陰性者21名だった。
③両グループに同量のハウスダストエキスを吸入させて発作を誘発した。
④呼吸機能が50％以上悪化する発作を起こした例は、陽性者61・9％、陰性者19・0％であり、有意の差を認めた。

この事実は小児ぜんそくでは自律神経の乱れがあるとアレルギー反応が増強することを示しています。**心と体のほうがアレルギーよりも「上」のほうからぜんそくを支配している**のです。このような事実をアレルギー学派の先生たちはあまり認めてくれませんが、ぜんそくという病気の全体像を知るためには極めて大切な知見なのです。

●「心」のかかわる発作が減っている？

表3のデータを整理しているとき、実はある変化に気づきました。「心」が関与するぜんそく発作がこの25年の間に半減していたのです（昭和62年81％↓平成24年41・7％）。なぜ、このような大きな変化が起きたのか、はっきりとした理由はわかりません。ですが、一つの可能性として次のようなことがあるのではないかと考えました。

ぜんそくは心理的葛藤《かっとう》が大きく影響する病気で、幼児から小児では、「臆病（小心）・神経質」に由来する「不安」、「未熟・甘え」に由来する「不満」、「ひ弱・怠惰」に由来する「無気力」などの感情が発作のきっかけになることが少なくありません。たとえば下の子が生まれて悪化するときなどには「自分に対する母親の愛情が薄らぐかもしれないという不安」（これを分離不安といいます）が影響しているのです。

この不安や不満や無気力は「物事をしっかりとやり遂げること」とか「たくましく行動すること」などの「不愉快な責任であってもやり遂げることを要求される」状況に反応して発作を引き起こすように作用します。ですから心理的な発作は「ルールがしっかりしていてそれに従うことが要求される環境（社会）」で「未熟であることが許されずに不満や不安が発生する葛藤状態」により引き起こされるともいえます。

心理的要因で引き起こされる発作が減少している背景には、この25年の間に子どもたちの生活からこの葛藤状態が少なくなったのではないか？　と筆者は考えています。一言でいえば、社会や大人（親）の甘やかし、過保護。子どもは未熟であることが許され、不満や不安を強いられるような状況が減少してきているのではないかということです。

この変化は、かつては異常視された不登校が現在では「よくあること」と容認されるようになってきた状況とか、引きこもり、新型うつなどに共通する「適当に暮らしていてもとりあえずは生きていけてしまう」「将来のことを考えても始まらない」という、社会・経済・文化的な環境の変化と根っこの部分で繋《つな》がっているのではないか？　と筆者は考えています。

社会や大人が、子どもたちに「たくましい大人に成長する」ことを求めなければ、社会環境が子どもたちに与える（成長の糧《かて》としての）プレッシャーも減少しますから、その結果として心理的な要因による発作が減少することは十分に考えられます。

しかし、これは果たして好ましいことなのでしょうか？

たくましく成長するためのプレッシャーが減少した葛藤もストレスもない生活からは、感動も成長も希望も失われます。そのような生活環境の中で体だけ大人になってしまっても、精神面での鍛練はどうしても不足します。タフでたくましい気性は育ちません。

中学、高校、大学、社会人、夫婦、親と成長するにつれ人間関係はより複雑になり、対人関係の負荷レベルもあがっていきます。そのときの危機管理能力としての、心理的葛藤への耐性が十分でなかったら？

ある日突然、「心」が原因のぜんそくとして発症するリスクは十分にあります。「心」のかかわるぜんそくが小児期で減る一方で、将来の重症化リスクを抱えた成人ぜんそくの予備軍が、静かに増えているのではないか？　そして今後は成人発症型のぜんそくが増えてくるのではないか？　成人ぜんそくの前触れである「咳ぜんそく」が近年着実に増加しているのはその予兆ではないのか？

筆者はいま、そんな危惧《きぐ》を抱いています。

[8] 親元を離れた途端にぜんそくがおさまった

●重症難治例でも1日で二人に一人までは薬がいらなくなる

ぜんそくはしばしば心理面が大きくかかわります。それがよくわかる事例があります。
先代久徳による名古屋大学アレルギークリニックの研究報告です(20)。
名大アレルギークリニックでは、通院中の小児ぜんそくの患者さんのうち、

●発作が連続または重積状態
●減感作療法（263ページ）が奏効しない
●ステロイド剤も含めて対症療法が無効化している
●薬剤依存が強い
●親子関係が良好でない
●発作の誘因に心のかかわるものが多い

などの特徴を持つ重症難治性のぜんそく児の37人（受診総数の1・8％）に対し、親元を離れて入院し、病院から学校に通う「両親離断入院療法」を実施しました。

この療法は第3章［2］（147ページ）でお話しするペシュキン博士の「両親離断療法」を応用したものですが、具体的には、

●入院時から定期的な服薬は中止する
●減感作療法は続ける
●なるべく寝間着は着用せず、ベッドから降りて生活する
●規則正しく活動的な生活を心がける
●電車やバスで出かけるなどの社会適応の訓練を行う
●学校は院内学級ではなく地元の学校に通う
●親の面会は週1回として病気の話や不安を与えるような話はしない
●医療関係者も不安を与えるような言動は厳に慎《つつし》む
●週2回心理学者による指導を受ける

という入院生活を送るもので、子どもを両親から切り離して不安と甘えを取り除き、年齢相応に心身のたくましさを高める生活を励行するのが主な目的です。これを「**正常生活の励行**」または「**健全生活の励行**」といいます。

さて前置きが長くなりましたが、この治療法の成果は驚異的でした。

入院前には「自宅であらゆる治療を行っても」発作がおさまらなかった重症難治性の子どもたちばかりであり、さらには入院と同時に定期服薬を中止したにもかかわらず、入院当日中に56・9％までの子どもの発作は改善し、入院から1週間後には実に84・3％の子どもの発作が消失していたのです。肺機能も多くの子どもが3日ほどで正常化しました。

さらに興味深い事実を2点指摘します。一つは、入院前の減感作療法の注射回数が多い子ども（20～40回以上）ほど入院後の発作が少なかったという点です。これは入院前の減感作療法の効果が、心が引き起こす発作で覆《おお》い隠されていたことを示します。入院により心の誘発要因がなくなり、減感作療法の効果が現れるようになったのです。

もう1点は、入院により発作が消失した患者であっても、自宅に帰すと40％までは入院前と同様の発作を繰り返すようになったという点です。入院したら消えたものが、自宅に帰ったらまた出たということは、その原因は明らかに家庭にあると考えるべきでしょう。

以上の事実からは次のような結論が導き出されます。

①心理的要因はステロイド剤も含む対症療法薬（発作止め）の効果を減弱または消失させる（＝ぜんそくを重症難治化させる）

②よく計画された心理的な治療法の効果はステロイド剤よりもはるかに強く確実である。

その結果としてステロイド剤の使用を中止させることもできる。

③心理的要因を取り去ると減感作療法の効果が現れてくる（＝心理的要因はアレルギー治療の「みせかけの無効」状態を作り出す）

④心理的要因は「発作誘発要因」としてはアレルギーよりも優位（上位）に位置すると言える

さらには、ぜんそく発作がアナフィラキシーショックの主要症状の一つであることを考え合わせれば、次のような仮説も導かれます。「心理的要因は食物アレルギーによるアナフィラキシーにも影響を与える」と。この点については九州大学心療内科の中川俊二《なかがわしゅんじ》先生らによるいくつかの報告があります（123ページ）。

【9】ハウスダストって何だ？

●「ハウスダスト＝ダニ」ではない

アレルギーの原因になるものをアレルゲン（抗原）といいます。

ぜんそくのアレルゲンでいちばん多いのは、ダニやホコリなどを含むハウスダスト（家屋塵）で、全患者の約7割の原因抗原となっています。これに次ぐのが、花粉、真菌（カビ）、動物の毛、食品などです。

そしてダニの虫体成分や消化酵素は抗原性が強く、ダニアレルギー陽性の人はハウスダストも陽性のことが多いことなどから、現在ではハウスダストの抗原性は、ダニそのものの抗原性と考えられるようになっています。

しかし筆者らは、ことはそれほど単純ではないと考えています。一口にハウスダストといっても、各家庭によってその中身は全然違うからです。

この点に関しては先代久徳が行った次のような報告があります(21)。

9軒の家から集めたハウスダストを使って9種類のハウスダストエキスを作り、これを用いて35人のぜんそくの患者さんにスクラッチテストを行いました。スクラッチテストというのは、皮膚を少し引っ掻《か》いて抗原液を垂らし、その反応の強さを見てアレルギーがあるかどうかを見る検査です。

その結果、9種類のエキスに対する35人の患者さんの陽性率は、①77・1%、②14・3%、③54・3%、④74・3%、⑤62・9%、⑥70・6%、⑦58・8%、⑧79・4%、⑨38・2%、と見事なまでにバラバラの結果となりました。

「ハウスダスト抗原＝ダニ抗原」であれば、もっと同じような数字が並ぶはずです。ハウスダスト抗原の主体がダニであるのは間違いありませんが、それ以外にも想像もつかないほど複雑な抗原が存在している可能性を疑うべきなのです。

というのも、カツオ節の粉にアスペルギルスというカビ（味噌《みそ》や醤油《しょうゆ》を作るときの麹《こうじ》カビの仲間）を1日増殖させると、ハウスダストと50〜60％共通する抗原性を持つようになることがわかっているからです(22)。そしてこの「カビつきカツオ粉」のエキスで減感作療法を行ったところ92％の有効性がありました。並行して行ったハウスダスト抗原での減感作療法の有効率は74％、対象群では37％でした。

カビやダニは、ハウスダストの中のさまざまな物質を餌《えさ》として増殖します。このさまざまな物質が栄養として分解され変質し、その結果生じたさまざまな抗原がそのハウスダストの全体としての抗原性を作り上げていくのです。

●「その家独自のハウスダスト」が原因になる可能性もある

ですから、仮にダニ由来の抗原を完全に除去することができたとしても、それぞれの家のハウスダストを構成するさまざまな物質と室内のさまざまな条件によって――つまり人間やペットの毛・フケ、カーテンやカーペットの素材、こぼれた食品、掃除の頻度と熱心さ、部屋の温度や湿度、通気性の良し悪し、換気の頻度、カビやバクテリアの生息状況などによって——、それこそ各地の地酒のように個性を持った、その家独自の抗原性を持ったハウスダストが作り出されている可能性があるのです。そうであれば「ダニ対策だけではハウスダスト対策にはならない」ということになります。

先の9種類のハウスダストエキスに対するスクラッチテストの陽性率がバラバラだったという事実からは、たとえ自宅でホコリを吸ってぜんそく発作が起きたとしても、その原因はダニではなく、わが家の「特産品」ともいえる自家製の抗原だったという可能性は否定できないのです。そしてこの自家製の抗原を現在行われているアレルギー検査（血液検査）で見つけ出すことはほぼ不可能なのです。

それでも、インターネットの質問サイトではいまだにこんな質問をよく見かけます。

「子どもがゼーゼーヒューヒューいい出して苦しがっているので病院へ行きました。ダニとハウスダストのアレルギーがあってぜんそくといわれました。空気清浄機とダニ対策ができる掃除機を買おうと思いますが、何がいいでしょうか？」

繰り返しますが、「ぜんそく発作＝アレルギーが原因」ではありませんし、「アレルギー

＝ハウスダスト抗原＝ダニ抗原」でもありません。

さらにはハウスダストやダニのアレルギーがあったとしても、それが患者さんの発作の「唯一」の原因であるという保証は一切ありません。すでにお話ししたように、ぜんそくは多因子性の疾患であり、心や体の関与する割合も大きいのです。その理解がないままに闇雲に空気清浄機や防ダニ布団などを購入しても、それはピント外れな思い込みと指導による「労多くして功少なし」という結果になることのほうが多いのです。

ちなみにハウスダストアレルギーがぜんそくに本当にかかわっているかどうかを確認するには、血液検査だけでは不十分で、皮内反応（またはスクラッチテストかプリックテスト）という検査が必要になります。現在でもアレルギーの専門の施設では行われていますが、筆者らは原則として皮内反応は行っていません。アレルギーの検査を徹底するよりも、詳細な病歴の聴取と問診による「総合的な原因分析」のほうが、その患者さんのぜんそくの全体像を摑《つか》むためには効率が良いからです。

なお、同じハウスダストでも、新しいハウスダストは抗原性が低く、古いハウスダストほど抗原性が高くなるとされています。ただし、極端に古いハウスダストになると逆に抗原性がなくなるとの報告もあります。

これはカビやダニや細菌によるホコリの分解の進み具合の違いが関係していると思われますが、詳しいことはわかっていません。ハウスダストはいまだに謎が多いのです。ぜんそく治療のためのハウスダスト対策については、第4章で詳しく述べます。

【10】食物アレルギーのほとんどは思い込みや自己暗示?

●思い込みを排除したら症状の大半が消えた?

食物アレルギーで怖いのはアナフィラキシーです。以前に曝《さら》されたことのあるアレルゲン(抗原)に対する全身性のアレルギー反応で、皮膚粘膜、呼吸器、循環器、消化管などさまざまな臓器でさまざまな症状を起こします。

重篤な場合は、呼吸困難、血圧低下、意識障害などのショック症状(アナフィラキシーショック)を引き起こし、最悪の場合、死に至ることもあります。

日本小児アレルギー学会の「食物アレルギー診療ガイドライン2005」(23)によれば、食物アレルギーとして1998〜99年度に報告されている症状は1420例で、内訳としては皮膚症状が圧倒的に多く82・5%、以下、呼吸器50・4%、粘膜41・8%、消化器

26・8％、ショック症状28・6％となっています。

これを見て、「アナフィラキシーが3割近くもあるの⁉」と驚いた人もいると思いますが、これについては患者さんの記憶が曖昧《あいまい》であったり、重症例が集まりやすい病院での調査であるなど多少の偏りが起きている可能性はあります。

ただし食物アレルギーを考える場合、より慎重に検討するべき問題は心理的な因子の影響です。

同じガイドラインには二重盲検食物負荷試験（DBPCFC）での報告もあります。二重盲検食物負荷試験とは「心理的な要素を完全に取り除いて実施する食物負荷試験」ですが、この方法による「原因食物の摂取（負荷）試験」の結果は、「皮膚症状が54％、その他として若干名に呼吸器症状、消化器症状、鼻症状が出現した」程度でした(23)。

つまり、心理的要因を完全に排除したら、食物負荷を行っても皮膚症状以外はほとんど現れず、ましてやアナフィラキシーなどはまったくなかったのです。ということは、約3割を占めるアナフィラキシーも、実は心理的な因子が影響していたのではないか？……当然、そういう疑問が生まれます。

●食物アレルギーは自己暗示だけでも起きる

この点に関して日本大学の桂戴作《かつらたいさく》先生は、「食物アレルギーは自己暗示のみでも起こりうる」として次のように述べています(24)。

「次のような症例があった。40歳の女性である。六甲山の上で風邪をひいた。ケーブルカーで山頂から降りてきて、茶店でチョコレートを買って食べた。そうすると息苦しくなってきた。自分はチョコレートを食べるとぜんそくになるらしいと思ってしまった。以来、この人はチョコレートを食べるとぜんそく状態として呼吸困難が続いた。われわれの外来を訪れて、精密なアレルギー学的検査を受けた。その結果はいずれも正常の範囲内にあった。六甲山に行ったときの最初の発作は風邪によって誘発させられたものであって、チョコレートによるものではないとわれわれは考えるようになった。

そこで透明のカプセルを用意してその中にコーヒーの粉末を入れて、これはチョコレートである、これを食べるとあなたはぜんそくが起こる、その度合いを検査したい、と彼女に告げた。かなり苦しいでしょうかと聞くので、ここは病院なので喘息が起こりはじめたらすぐ発作を止めてあげられるから、ぜんそくが起こってもだいじょうぶ、と答えた。こうして、彼女に一カプセルを飲ませてみた。

10分を過ぎたころから、少し苦しくなってきたという。それでは測定してみようといって一秒率（カプセルを飲む前より15％以上低くなったとき、気道が狭くなったと判断する）をはかってみた。

このとき、カプセルを飲んでからすでに20分を過ぎていたが、一秒率は16％低下していたのである。軽度ながらもぜんそく状態が発症していたのである。しかし、実際に飲んだのはコーヒーであった」。

つまり、「チョコレートを食べたからぜんそくが起きる」と本人が思い込んでいたがために、発作が引き起こされたのです。彼女にぜんそく発作を起こさせたのは、まぎれもなく「思い込みと自己暗示」という心理的な原因でした。

また、中川俊二先生は「特定の食物に対して消化器症状を呈する女子高生81名に対して、皮内反応、摂取試験、暗示実験を行った結果、純粋に食物アレルギーで症状を起こすものはごく少数で、大多数は食品に対する恐怖心が主体となって症状を呈するものであった」と報告されています[25]。

このように、食物アレルギーにおいても、「不安はアレルギーとはまったく無関係に、アレルギーと極めて紛らわしい症状を引き起こすこともありうる」のです。この事実は、食物アレルギーの診断（負荷試験）や治療（経口的減感作療法）を行う場合には、心理的要素についての検討も必要であることを示しています。

特に「食べただけで全身症状（蕁麻疹《じんましん》やぜんそく発作）が現れる」というケースでは心因のチェックは必要不可欠です。それに比べれば「アレルゲン摂取（食べる）＋運動」でアナフィラキシーを引き起こす「運動誘発性アナフィラキシー」などでは心因の関与は少ないようです。

【11】げっ歯類のアレルギーは強烈

●アナフィラキシーショックで死亡することもある

10年ほど前になりますが、埼玉県に住む40代の男性が、飼っていたハムスターに指を嚙《か》まれた直後に意識不明となり、搬送先の病院で亡くなるという出来事がありました。傷口からハムスターの唾液が体内に入り、アナフィラキシーショックを起こしたのです。

動物によるアナフィラキシーといえば、スズメバチなどがよく知られていますが、筆者らの経験では、ハムスター、マウス、ラット、ウサギなどの「げっ歯類」のアレルギーも強烈なようです。

アレルギーを引き起こす「アレルゲン（抗原）」には、感作（アレルギー体質を持つ）のされやすさとか、症状の現れやすさの面においてかなりの差が認められます。

たとえば食物アレルギーでは、同じように毎日食べていても、卵や牛乳のほうが米やソバよりもアレルギーになりやすく症状も出やすいことがわかっていますし、春の樹木の花粉ではスギとヒノキのほうが、松やドングリの花粉よりも感作されやすく症状も出やすいことがわかっています。

動物でも同様のことが起こります。たとえば犬や猫では室内で一緒に暮らしていてもすぐに感作されることはありません。たとえ感作されたとしても、濃厚に接触しなければ意外と平気で遊べたりもします。

しかしげっ歯類では、それほど濃厚に接触しなくても感作されて、感作が成立した後にはわずかな接触で強い症状を引き起こす確率が高いようです。

筆者は次のような患者さんを経験しています。

40歳台中頃の男性のある患者さんで、治療開始後2年ほどたった頃にはほとんど発作は起こらなくなっていました。それがあるときを境に明らかに悪化してきたのです。発作の起こり方は「通年性・自宅・夕方から」というパターンで「心因性」を疑わせたのですが、どうも原因を摑みかねていました。ところがある夏の日、その患者さんが大発作を起こし、呼吸停止寸前で救急搬送されてきたのです。

緊急処置で幸い事なきを得ましたが、一歩間違えば絶命の可能性もありました。状況を尋ねたところ、原因は小学生の息子さんが飼っていたリスでした。

「半年ほど前から息子が自分の部屋でリスを飼い始めた。かごから出さないし自分も息子の部屋に入ることはほとんどないので、大したことはないだろうと思って先生にも話していなかった」「自宅では離れたところからかごの中で遊んでいるのを見るぐらいで、リスに近づいたこともない」「今回たまたまかごから逃げ出してしまって、捕まえようとしたら、左腕の手首から肩にかけてタターッとリスが駆け抜けた」「腕がチクチクとしたと思ったら、3分もしないうちに腕全体がバーッと腫れてきて全身が真っ赤になり、うわーっと思ったらキューーッと気管支が縮んでドカンと発作がきてほんの数秒だったが完全に息が止まって『ヤバイ！』と思ったら失禁してしまった」ということだったのです。

かごの中のゴミでスクラッチテストをしてみたところ見事に強陽性でした。かなり強いリスのアレルギーがあったのです。そしてご本人のぜんそくが悪化してきたのは、息子さんがリスを飼い始めて3ヶ月を経過した頃でした。そしてこの発作のあとリスを手放したら、その後はすっかり落ち着いてしまったのです。

はじめからリスのアレルギーがあった可能性も完全に否定はできませんが、ご本人自身は子どもの頃からリスを飼ったことはありませんから否定的です。このケースでは「息子さんがリスを飼い始めてから2ヶ月ほどで、本人はほとんどリスに接することもなかったにもかかわらず、ごくわずかなリスのフケとか体毛に接することによってリスアレルギーが成立して、そのごくわずかなリス抗原の影響で『通年性・自宅・夕方から』という発作が引き起こされ、逃げ出したリスに腕を引っ掻かれた（走り抜けた）ら大発作が出現した」という推論になります。

この一例だけでげっ歯類は危ないと言いきるのは乱暴ですが、その後の経験からも、ウサギやハムスターなどのげっ歯類は、犬や猫よりもはるかにぜんそくに対する悪影響が大きいようです。ですから筆者は「犬や猫ならまだしも、げっ歯類だけは飼わないで」と患者さんにお願いしています。

【12】戦争に行くとぜんそくがおさまる⁉

●無我夢中のときには発作は消え去る

ぜんそくは、何かに集中したり、夢中になったりしているときなどは発作が出にくいものです。たとえば、車の運転に集中したり、何か活動的な事柄に没頭しているとき、火事場の馬鹿力を発揮しているときなどは、まず発作は起こりません。

これは頑張るホルモン（アドレナリン、ステロイド）の働きがよくなるからです。その最たるものは戦場です。ある戦争経験者からこんな話を聞いたことがあります。

ぜんそくがひどくて兵隊に取られずにいたのに、戦局が厳しくなったら、そんな自分もとうとう兵隊に取られ、南方へ送られた。1年半、各地を転戦したが、まったく発作は出なかった。戦場は敵兵だけでなく、マラリアや飢えなどとも戦わないといけない。まさに地獄で、正直、ぜんそくどころではなかった。運よく生き延びて戦争が終わり、引揚げ船から日本の海岸線がうっすらと見えて、「ああ～、生きて帰ってきた！」と思ったその瞬間、1年半ぶりに発作が起きた――。

戦場とは、いってみれば火事場の馬鹿力を要求される究極の世界ですから、生き延びるために副腎・交感神経系の「頑張るシステム」の働きも究極までよくなるのでしょう。

この点に関しては瀧野増市先生も次のような指摘をしています(26)。

戦場ではほとんどのぜんそく患者の発作は消失し、第二次大戦中にナチスに収容されたユダヤ人では重症患者の発作も消失した。それはおそらく交感神経下垂体副腎系機能の亢進、全迷走神経の緊張低下によるもので、そうした特殊な環境が解消されると意外と早く発作が再発する、と――。

極度の緊張状態から解放されたときにぜんそくの発作が起こるというケースは、大災害時などにもしばしば認められます。先代久徳はこんな事例を経験しています。

1959年9月26日の伊勢湾台風は東海地方を中心に甚大な被害を出しました。死者行方不明者5000人以上、負傷者3万8000人以上。阪神・淡路大震災が起きるまで戦後最悪の災害でした。

先代久徳も救難隊の一員として出動したのですが、そのとき、流出した丸太につかまり伊勢湾のはるか沖合いまで流された人が3日ぶりに救助されてきたそうです。ご本人は「こんなところで死ねるか！」と必死の思いでピンチを乗り切って救助されたのですが、その救助された日の夜中に激しい、そして明らかに典型的なぜんそくの発作に襲われました。頑健屈強な体格の男性でそれまでぜんそくになったことはなく、それ以後もなし。それが人生でたった一度のぜんそく発作でした。極限まで張り詰めていた気が緩んだためのぜんそく発作だったのです。ぜんそくではこういうこともあるのです。

●「疲れるとぜんそくになる」の誤解

患者さんの中には「疲れるとぜんそくになる」といわれる方がしばしばいますが、これはほんとうでしょうか？　ちょっと考えてみましょう。

まずは言葉の整理が必要です。「ぜんそく」は病気の名前であり、「発作」はぜんそくの症状の呼び名ですから、ここは区別しておかなくてはなりません。この区別が曖昧で「ぜんそくの発作が起きた」状態を「ぜんそくになった」といってしまうと話がこんがらがってしまいます。

そして結論を急げば、**「疲れ」が原因でぜんそくという「病気」になることはありえません。**それどころかぜんそくは、戦争とか大災害直後などの「疲れる」ときには症状がおさまってしまうことのほうが多いのです。ですから、長いぜんそく治療の歴史の中でも、体を鍛える「鍛錬療法」は有効とされていますが、他の身体疾患のような「安静を保つ養生」は有効とはされていません。

それでも確かに患者さんの中には仕事が大変でフーフーいっているうちにぜんそくが始まったという人や、夫が倒れて看病の甲斐《かい》なく亡くなってしまい、ばたばたしているうちにぜんそくが始まったという女性も少なくありません。

しかしこれらのケースでも詳しく話を聞いてみると、たとえば、仕事や看病などで本人が無我夢中で頑張っている真っ最中には、ぜんそくは決して発症したり悪化してはいないのです。

実際に悪化するのは、大変なことが一段落して気が緩んだときか、先が見えなくて頑張る責任が負担になったときがほとんどなのです。これは前項でお話しした「無我夢中のときには崩れにくい」現象に類似した反応といえます。この反応はぜんそくの発症だけではなく、ぜんそく発作のきっかけとしても同様のパターンを示します。

いずれの場合でも「身体的疲労」で悪化しているのではありません。「気疲れ」やその「気疲れからの解放」によって、心身の緊張が緩み、頑張るホルモンの働きが不安定になったときにぜんそくが発症したり発作が引き起こされているのです。ですから「疲れるとぜんそくになる」とか「疲れると発作が起きる」というのは誤解ということになります。

【13】寒がりとぜんそくは関係あるの？

●寒がりなうちはぜんそくは治りにくい

副腎・交感神経系の「頑張るためのシステム」は、皮膚や呼吸器の粘膜が鍛えられることで感受性（反応）が高まり、働きがよくなります。

特に効果があるのは「寒さに強くなること」と「活動的であること」です。ですからぜんそくの患者さんには第4章（255ページ）でもお話しするように、薄着と運動もお勧めです。「薄着で活動的な人＝寒さに強い人＝皮膚がほてる傾向にある人＝頑張るホルモンの働きがいい人＝ぜんそくになりにくい人」という理屈になるのです。

逆にいえば「寒がりな人はぜんそくになりやすいし、寒がりなうちはぜんそくは治りにくい」ということにもなります。

寒さの刺激が副腎・交感神経系の働きに与える影響は大きく、時にはぜんそくの驚異的な回復にもつながります。ここで劇的に改善したお二人の患者さんの例を紹介します。

(1)副腎機能不全を起こしていたAさんのケース――「氷水浴」で副腎機能が劇的に回復
（☞158号「副腎機能不全を克服されたお二人」）

　まずは内服のステロイドホルモンの長期服用で副腎機能がほぼ完全に失われていたAさんのケースです。Aさんはある大学病院で10年以上も内服のステロイドホルモンの投与を受けており、筆者らが検査した時点で副腎はほぼその機能を失っていました。

　ぜんそく治療のカギは副腎・交感神経系の「頑張るためのシステム」の働きをよくすることであり、それには寒さと活動的な生活、意欲的で大胆になることなどが必要と説明したところ、Aさんは、「自分の副腎機能はひどく悪い。水をかぶったくらいでは足りない。それなら俺は氷水をかぶろう」と決意されたのです。そして大きなプラスチックのバケツに氷水を作り、朝晩2回、桶5～6杯の「氷水浴」を実行されたのです。

　はじめは骨の髄まで体が冷えきってしまっていたのが、氷水浴を繰り返しているうちに、かぶり終わった後に体がポッポとほてるようになったといいます。検査をしてみるとAさんの副腎機能は劇的に改善しており、その後ほぼ正常値まで回復しました。

　これにはさすがに筆者らも驚きました。

　冷水浴の水温は15度ぐらいで十分なのですが、Aさんはあえて「自分にはそれでは足りない、氷水だ」と考えてより過酷な「氷水浴」に取り組みました。その意欲的な姿勢もプラスアルファの効果をもたらしたのではないかと筆者らは考えています。

(2)ステロイドの副作用に苦しんでいたTさんのケース——1週間の学習入院でステロイドからの離脱に成功（☞136号「私の喘息征服法」徳島市Tさん）

学校の教師をしているTさんは、子どもの頃からぜんそくがありました。お母さんは「風邪をひかないように」といつも厚着をさせ、朝起きたときにもすぐにストーブのそばに連れて行って着替えさせるという過保護な育てられ方をしていたようです。

幼少期から心理的な要因も絡んでいたようでしたが、50歳の頃、職場での責任が増えたことをきっかけに重症化して地元の病院に入院されました。その時点ですでに内服のステロイドホルモンを7～8年服用しており、副作用で顔がふくらむムーンフェイスなども経験していました。

その後入院を繰り返しているうちにステロイド依存性のぜんそくに移行し、ステロイドからの離脱（使用中止）ができなくなってしまいました。担当の医師から「どうしたらいいんだろうね?」と質問されるような状態になってしまったのです。

その時点で入院中の病院から外泊許可をもらい、久徳クリニックに入院して「学習入院療法」(27)を実施することになりました。

学習入院療法は、患者さん自身のぜんそくの原因とか対応法、好ましい生活様式などについて「入院して実地に勉強する」ことにより重症難治性ぜんそくの早期改善を目指した入院療法です。もちろん冷水浴などの鍛錬のように、本人にとっての理想的な方法などの具体的な指導も行います。

この学習入院はＴさんにとって「奇跡のように」効果的でした。ステロイドは入院初日から中止して、そのまま離脱できてしまいました。そして副腎機能もその後ほぼ正常な値まで回復したのです。

それまでのＴさんはとにかく寒がりで、「お風呂に入るのが怖かった」といいます。子どもの頃からお風呂上りに風邪をひくことが多く、大人になってからも、風呂から上がったら、夏でも毛布にくるまってじっとしていて、体が完全に乾いてから服を着ていたといいます。「そうしないと覿面《てきめん》に風邪をひいた」そうです。

以上二つの例についてお話ししましたが、ここでお話ししたかったことは、「寒冷刺激（寒さ）には副腎機能を高める作用がある」という事実だけにすぎません。

ですから「冷水浴をすれば（するだけで）ぜんそくは治る」などという誤解は絶対になさらないようにしてください。特に、高血圧とか心臓病などを合併している場合には、冷水浴は「禁物」の場合もあります。くれぐれもお間違いのないようにお願いします。

第3章

ぜんそくは、なぜ「治らない」と言われるのか？

現在行われているぜんそく治療の問題点

ぜんそくは治らない。薬で抑えながら付き合うしかない――。そう思っていませんか？　ぜんそくは自然に治ることもある病気で、昭和40年には小学1年生のぜんそくの66％は中学3年生までに治っていました。現在では昔より治りにくくなっていますが、それでも小学生のぜんそくの48％は高校生までに自然治癒するという報告もあります（56ページ）。半分は大人まで持ち越すわけですから、小児ぜんそくも「治りやすい病気」とはいえませんが、決して「治らない病気」ではありません。それなのに「治らない」といわれるのはなぜ？　謎に迫ります。

【1】「ぜんそくは治らない」ってほんとうなの？

●自然治癒のある病気が治せないはずがない

「ぜんそくは治らない。薬で抑えながら一生付き合うしかない」

世の中にはそう思っている方がたくさんいます。

でも、これは考えてみるとおかしな話なのです。なぜなら子どものぜんそくは、高校生になるまでに半分弱は自然に治るのです。大人のぜんそくは治りにくいとされていますが、それでも自然治癒する人もないことはありません。

つまり、ぜんそくは不治の病ではなく、自然に治る人もいる病気なのです。であれば、普通は誰だってこう考えるでしょう。

「自然に治ることもある病気なら、病院で治療してもらえばもっと早く治るはずだ」と。

それが当たり前の感覚です。

ところが現実はどうかというと、なかなか治らない。それどころか、医者からはさも当然のように「ぜんそくを治すのは難しい。薬で抑えるしかない」といわれる始末です。

自然治癒する人もいる病気なのに、なぜ治せないのでしょうか？

実は現在主流の医学は、この素朴《そぼく》な疑問に答えることができません。それを具体的にお話しし、あるべき正しいぜんそく治療の姿をお見せするのが本章のテーマです。結論からいえば、ぜんそくは治りますし治せます。**自然治癒もありうる病気が治せないはずがない**のです。

では、現在一般的に行われている治療で治せないものが、なぜ治せるのか？　それは、ぜんそくという病気の理解や治療に対してのアプローチが違うからです。

●第三の医学＝人間形成医学という考え方を理解しよう

先代久徳は医学には三つの段階があると考えました（図10）。

まず「第一の医学」としての「身体医学」があります。体そのものの病気やケガを治療するもので、薬や手術（医療技術）で症状を取り除いたり機能を回復する医学をいいます。過去から現在にかけて主にこの医学が人類の健康を守ってきました。ですから多くの人は医学といえばこの身体医学をイメージします。現在でもすべての医学の基本であり医学の主流（多数派）といえます。

しかし身体医学には限界があります。心が原因で体に症状が現れる「心身症」のような病気に対してはほとんど無力です。そこで、ストレスが体に与える影響を考慮し、人間関係の軋轢を治療する医学が発達しました。これが「第二の医学」としての「心身医学」です。日本では1950年代の半ば以降、本格的な研究が始まりました。心身医学の診察は「心療内科」で行われます。

たとえば不登校の子どもが、朝になるとお腹が痛くなり、学校へ行けなくなったとします。こんなとき身体医学であれば、まずお腹に異常があるかどうか検査します。しかしこのようなケースではまず異常は見つかりませんから、「特に問題はないようですが、痛み

(図10)　三つの医学

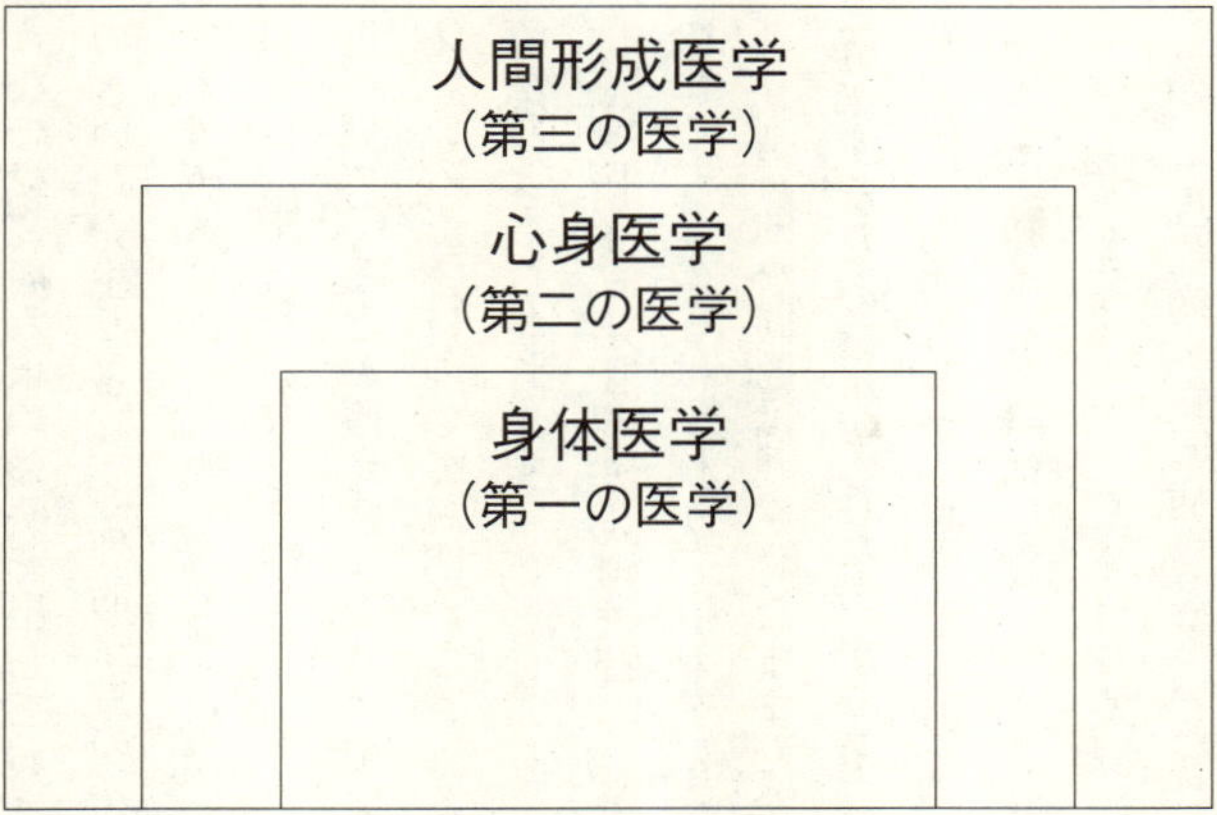

先代久徳は医学を三つに分けて考えました。

(第一の医学)身体医学……「からだ」の病気を診る医学
心身医学、人間形成医学の基礎的臨床医学として必要不可決。

(第二の医学)心身医学……「心身相関」の医学
ストレスが身体に与える影響を考慮して病気を診る医学。人間関係の軋轢に由来する異常(心身症)を治療する。

(第三の医学)　人間形成医学……環境と人間との相互作用を診察して治療する医学
人間の人格・性格・体質の形成に、親子関係・家族関係・近隣地域・社会情勢などの生活環境がどのように影響するかを考える医学。「病める文明国」に必要な医学です。

があるようなので、痛み止めの薬を出しておきましょう」ということになります。少し気のきいた先生なら、「心理的なものかもしれないので」と心療内科を紹介してくれるかもしれません。

心療内科では、「学校へ行くこと自体がストレスになっていて、それが原因で学校へ行く時間が近づいてくるとお腹が痛くなるのです。お腹そのものに異常はありません」と心が体に与えている影響について説明がなされるはずです。各種の心理検査やカウンセリング、心理療法なども行われます。

しかし、心身医学にも限界があります。「腹痛の原因はストレスだとしても、他の生徒は平気なのになぜこの子は学校がストレスになり、そのストレスで腹痛を起こすのか?」という、より本質的な問題は残されたままだからです。

これを解決するために生まれたのが「第三の医学」としての「人間形成医学」(28)、(29)です。1961年に先代久徳が提唱したもので、「社会情勢や生活環境が人間の性格や体質の形成に与える影響までを診察して治療する医学」と筆者らは考えています。この医学の立場に立てば、ぜんそくやアトピー性皮膚炎、アレルギー性鼻炎、不登校、引きこもり、拒食症などの、「現代病・文明病」ともいわれる病気を根本的に治しきることもそれほど難しくはなくなります。

●ぜんそく根治を目指す人間形成医学

三つの医学の違いをぜんそくを例に説明するとこうなります。

身体医学の立場からは、ぜんそくは「小児ではアレルギーが主要な原因で、大人は気道の慢性炎症が原因。薬で抑えることはできても治すことはできない」という病気になります。身体医学は現在でも医学の主流（多数派）ですから、必然的にこの治療方針が、現在の一般的・標準的なぜんそく治療法ということになります。

心身医学の立場ではぜんそくは「心身症として治療すべき疾患」となり、自律訓練やバイオフィードバック療法などの心身医学的治療（ストレスをコントロールする治療法）が行われます。

身体医学に比べれば、一歩踏み込んだ考え方ですが、第2章で述べたように、ぜんそくには体やアレルギーなどもかかわっていますから、心身医学的な治療は重要ではありますが、やはり「ぜんそくの一部」に対しての治療ということになります。ですからこれだけでは十分な効果は得られません。

人間形成医学では、ぜんそくは多因子性の疾患であり、症状の背景には頑張るホルモン（アドレナリン、ステロイド）の働きが悪くなるような性格と体質（心身の不安定さ）が存在していると考えます。そしてこの心身の不安定さの形成には、第2章の［3］でお話しした人間の「成長と加齢」の原則と、患者さん自身の幼少期からの育てられ方などが複雑にかかわっているのです。この複雑なかかわりを整理した考え方が、「気管支ぜんそくの総合医学説」なのです。

そして実際の治療の場では、個々の患者さんについて、その人のぜんそくの「多因子性の複雑な原因のすべて」を総合的に拾い出して完全に取り去ることにより、ぜんそくそのものを治してしまう（根治＝根本的に治しきる）ことを目指します。これを「人間形成医学に基づく総合根本療法」[30]といいます。

１９６３年に先代久徳が提唱したもので、ぜんそくを根治させる方法としては現在最も優れた治療法であると筆者らは考えています。

しかし、現在一般的に行われているぜんそく治療は、アレルギーや気道の慢性炎症を主な原因と考える身体医学の治療が主流です。そしてお医者さんの絶対数も身体医学の先生が圧倒的に多数ですから、「ぜんそくは治らない。薬で抑えながら一生付き合うしかない」

という身体医学の考え方が「多数派」で主流になっています。人間形成医学に基づく総合根本療法（またはそれに近い治療法）を実施している医療機関は、全国を見渡しても数か所もないのが実情です。

現在主流のぜんそく治療は何が問題なのか？　なぜそのような状況になったのか？　ぜんそくと真正面から向き合うためには何を知っておくべきなのか？　などの点についてこれから詳しくお話しします。

[2] ぜんそくはなぜ「アレルギーが原因」といわれるようになったの？

●ぜんそく発作の原因は「筍、ナス、里芋」だった？

昭和の初め頃までのわが国では、ぜんそくは、「小児ぜんそくは学校に上がれば治るが、大人は治らない。なんだかよくわからない病気だがそれほど多いわけでもない」という程度の認識で系統だった研究はほとんどなされていませんでした。もっぱら患者さんの成功体験に基づく、実にさまざまな民間療法のような治療が行われていました。たとえば、こんな治療法です。

●転地療法

住み慣れた土地を離れて別の環境に身を置き療養したら、ぜんそくが治った——。そんな事例があることから「ぜんそくは転地で治る」と考え、転地療法が推奨されました。ただし、治る人はごく少数で、かえって悪化する人もありました。

●煙突療法

発作で息が苦しくなるのは空気が汚いからだ——。そう考え、高い煙突を作り、上空のきれいな空気を地上の家に引き込み、そこで生活させました。笑い話のようですが、大真面目に行われたのです。残念ながら効果はありませんでした。

●ビトキシン療法

蜂に刺されたら、ぜんそくが治った——。そんな患者さんの話をヒントに、蜂の毒を集めてビトキシンという注射液にし、これを注射する治療も行われました。一時相当に流行《はや》りましたが、すぐに行われなくなりました。その程度の効果しかなかったからです。

●ゾルガナール療法

金をゾル状にした注射液を注射したら、ぜんそくが治った——。ある有名人の体験談から一躍注目を浴び、一時日本で大流行した治療法です。ゾルガナールは高価な金製剤で、これを「何十本も注射したのに治らなかった」という人が続出しました。

その当時の欧米では、１９０６年にピルケがアレルギーの概念を発表し、１９２３年にはコカがアトピーの概念を発表していました（１０１ページ）。日本でいえばちょうど明治の終わり頃から大正にかけて、欧米ではアレルギーの研究が活発に進められ、減感作療法も行われていたのです。

小児ぜんそくの分野では、ペシュキンという医師が１９２０年頃に、重症難治性ぜんそく児の長期入院療法である「両親離断療法」を開発し、コロラド州のデンバーに専門の病院を設立して親子関係を中心にした心理面の研究を始めていました。この治療法は重症ぜんそく児を家庭（両親）から「切り離して」入院させ、ぜんそくを難治化させている心理反応パターンを消去するという治療法で、重症難治性小児ぜんそくの65％に著効を示すという当時では画期的な治療法でした。

しかし日本では昭和30年頃までぜんそくの系統だった研究は進みませんでした。昭和の初め頃、日本のある有名大学の有力な教授が次のような学説を主張したのです。

「日本人のぜんそくはアレルギーが原因ではない。日本人は筍《たけのこ》、ナス、里芋などをよく食べる。それらにはヒスタミン様の物質が多く含まれており、そのためにぜんそく発作が起こるのである。これらの食品はアレルゲンになるわけではないので『仮性アレルゲン』と考えるべきであり、筍、ナス、里芋をぜんそく患者は食べてはいけない」

いまから思えば、「それはないでしょ」というような話ですが、何しろ大御所のご高説ですから、この教授が日本の医学界に君臨している間は日本ではアレルギーの研究をする学者はいませんでした。日本のアレルギー研究が本格化するのは、この教授が定年退職した１９５０年代半ば以降になってしまったのです。

●アレルギー研究が内科や小児科の花形になった

その研究の中心となったのは関東の研究者たちでした。内科では昭和医科大学（現・昭和大学）川上保雄《かわかみやすお》教授、東京大学大島良雄《おおしまよしお》教授、群馬大学七条小次郎《しちじょうこじろう》教授、岩手医科大学光井庄太郎《みついしょうたろう》教授、日大桂教授など、小児科では群馬大松村龍雄《まつむらたつお》教授、千葉大久保教授、国立小児病院村野順三《むらのじゅんぞう》先生、同愛記念病院馬場先生など、数十名の先生たちによりアレルギーに関するさまざまな研究が始められました。この関東の研究者を中心に小児アレルギー研究会（現・日本小児アレルギー学会）が発足したのは１９６６年のことです。先代久徳もこの研究会に参加しています。

時代はまさに高度成長期で、衛生環境の改善により、寄生虫や伝染病が減り、乳幼児の死亡率も低下しました。それまで多かった子どもの病気は激減し、小児科医の間では「このままでは我々は食いっぱぐれてしまうぞ……」という不安の声が聞かれるようにもなっていました。

しかしちょうどその頃に第一章［9］でもお話ししたように小児ぜんそくの患者さんが増えてきました。そして1966年に石坂公成《いしざかきみしげ》博士が、ぜんそくなどのアレルギーを引き起こす原因である免疫グロブリンＥ（IgE抗体）を発見されたのです。

この大発見にアレルギー研究者は沸《わ》き立ちました。そしてそれ以降アレルギー研究は内科でも小児科でも学問の花形になっていきました。特に小児科ではこの傾向が顕著でした。そして研究者も増え、埼玉医科大学中山喜弘《なかやまよしひろ》教授、昭和大学飯倉洋治《いいくらようじ》教授などアレルギー研究者が次々に教授へ就任していきました。先代久徳も昭和47年に愛知医科大学の教授に就任しています。

●アレルギー研究ブームの負の遺産

ブームともいうべきこのアレルギー研究熱は、昭和40年代以降日本全国にアレルギーの知識を広めるのに大いに貢献しました。さまざまな抗アレルギー剤が開発されるたびに、「ぜんそくの抜本的な解決の時代きたる」とまでいわれました。しかし、一方で大きな弊害も生み出しました。

アレルギー研究熱が高まり、ぜんそく研究の中心になるにしたがって、「アレルギーだけがぜんそくの原因だ」「アレルギーの治療でぜんそくは治る」「ぜんそくの専門医＝アレルギーの専門医」などという誤った考え方が、日本中に広がってしまったのです。特に小児ぜんそくでこの傾向は顕著でした。

すでに述べたように１９２０年頃の欧米では、ぜんそくの心理面や自律神経のかかわりについての研究もすすんでいました。「心と体とアレルギー」という「ぜんそく治療の三本柱」が確立されつつあったのです。コカのアトピーの概念もその一つだったといえます。

わが国でもぜんそくと自律神経（＝体）とのかかわりについては１９４６年に瀧野増市先生が「局所迷走神経緊張亢進説」を発表され、先代久徳が小児ぜんそくの心理的問題に関しての研究を始め、昭和39年には名古屋大学心理学教授の内山道明《うちやまみちあき》先生との共著で『喘息の治療と心理』（誠信書房）を出版するなど、ぜんそくの「心と体」の面の研究もようやく本格的に始まろうとしていたのです。

しかし、これらの「心と体とアレルギー」を統合して研究しようとする研究者は決して多くはありませんでした。特に「心」までを診る研究者は極めて少数であり（現在でもそうですが）、心身医学もほとんど知られていない時代でした。

そのような中で、コカのアトピーの定義（１０２ページ）にある「レアギン抗体」がIgE抗体であることを石坂博士が発見されたのです。

その結果アレルギー研究は大ブレイクし、アレルギーの専門家たちが次々と教授になっていきました。そしてこれらの専門家たちが、「ぜんそくの原因はアレルギー」と主張して、治療を行い、学会で発表し、マスコミの取材でも話すものですから、日本中がまさに「ぜんそく＝アレルギー」一辺倒になってしまいました。アレルギー学の怒濤のような盛り上がりの前に「心と体」は何処かへ吹っ飛ばされてしまったのです。

特にアレルギー研究のメッカだった関東ではその傾向が強く、いまでも減感作療法を行う医療機関の９割以上が関東地方に集中しているのはその名残です。

このアレルギー研究のブームは致命的な欠陥を備えていました。それは「小児ぜんそくの８割までにダニのアレルギーがあるから、小児ぜんそくの原因はアレルギーである。成人ぜんそくではアレルギー陽性率が低いから原因はよくわからない」という、まったく杜《ず》撰《さん》な前提をベースにして研究を進めてしまったことです。

アレルギーばかりを見てしまって、「アレルギーがないぜんそく」「アレルギー以外で起きている発作」についての執念深い検討がなされなかったのです。第2章の［6］でお話しした「アトピーとアレルギーの違い」について配慮することもなく、身体医学のぜんそく研究はアレルギーにのめりこみすぎてしまったのです。

いまだに「ぜんそくの原因はアレルギー」という迷信が残っているのは、こうしたアレルギー研究の歴史が残した負の遺産といえます。

［3］アレルギーの治療って効くの？

●アレルギー治療の効果は自然治癒とほとんど変わらない

「アレルギーの治療は効果がないのではないか？」

アレルギーの研究と治療が始まって10数年ほどした頃から、専門家の間でそんな疑問がささやかれるようになりました。やがて開業医のなかからも「減感作治療は効果がないから行わない」という人も現れ、アレルギー治療の評価が分かれるようになります。

　そうした中、同愛記念病院の馬場実先生が、アレルギー対策を中心とした小児ぜんそくの治療成績について次のような報告を行いました(17)。

「喘息は治るかどうかということを、私どもの患者で、15年から27年、発症してからの長期予後を調べて検討してみました。（略）治ったのは187例中68例、39・0％で、治った年齢は大体12～18歳が多く、平均15・5歳です。治るまでの経過年数を調べてみると、平均13・2年かかっています」

　つまり、アレルギー対策中心の治療を行ったところ、小児ぜんそくの患者さんの39％が約13年かかって治った、治った年齢は平均15・5歳だった、というのですが、もともと小児ぜんそくは大人になるまでにおよそ半分の患者さんは自然治癒する病気です。

　となると、このデータは、自然治癒した患者さんをそのまま数えたにすぎない、とも言えるわけです。そしてアレルギー対策を中心とした治療を行っても、自然治癒より治癒率を高めることができなかったという事実は、小児ぜんそくの原因がアレルギーのみではないということを示していることになります。

　同愛記念病院の馬場先生といえば、アレルギー症状が成長につれて変化していくという

「アレルギーマーチ（Allergy march）」を提唱し、気管支拡張剤（テオフィリン）の計画的服用で効果を確実なものにする「RTC（round the clock）療法」でぜんそく発作を予防する「ゼロレベル作戦」を提唱するなど、小児ぜんそくのアレルギー学派の権威であり重鎮です。

その第一人者をもってしても、アレルギー対策を中心とした治療法では小児ぜんそくは治せないことが明らかにされたのです。

●大先生を前に思わずパニック！

平成15年11月8日に東京新宿のホテルで「小児気管支喘息フォーラムin新宿」という勉強会があり、講師を頼まれました。主宰者に「吸入ステロイドなんかいらない！　って話になるけどいいの？」と聞くと、「そういう先生のお話も勉強になりますから」というので、「それなら」とお引き受けしたのです。

講演では、「ぜんそくはアレルギーの治療では治せない。ほんとうの原因である心身の不安定さを取り除く根本療法が必要だ」という話をしたのですが、冒頭でスライドを使って示したデータは、まさに馬場先生のデータでした。

「……これは馬場先生のデータです。小児ぜんそくのダニアレルギー陽性率は1歳未満では5％以下です。95％はアレルギーがなくてもぜんそくになっているわけです。また馬場先生はアレルギー対策中心の治療で39％の患者さんが約13年かかって治った、平均治癒年齢は15・5歳だったと報告されています。これはアレルギー治療の効果が自然治癒と変わらないことを示しています……」

そこまで言って、ふと視線を会場のほうに落としたら、なんといちばん前の真ん中辺りの席（つまりほんとうに筆者の「目の前」）に当の馬場先生がどっかりと座っていらしたのです。ギョッとして一瞬しどろもどろです。先代久徳とは旧知の間柄で筆者も存じ上げてはいましたが、目の前にご本人がいらっしゃることにも気づかずに、ヌケヌケと大先輩の業績を（それも若造が批判がましく）論評しているのですから。

勉強会後の懇親会では、会場の隅っこで小さくなっていました。そうしたらありがたいことに、「こっちに来い」とわざわざお声をかけてくださいました。「お前も親父に似てきたな。しゃべり方もそっくりじゃないか。ほんとうにぜんそくも面白いよな。まあこれからも頑張ってくれよ」。そうおっしゃられて「カッカカッ」と大笑いです。

いまから思えば、アレルギー治療の限界を誰よりも強く感じていたのは、馬場先生その人であったかもしれません。そしてアレルギー学界の権威ですから、それを正面から指摘する者は誰もいない。それを同時代の研究仲間の息子が、真正面から論評してきた。「やっと突っつく人間が現れたか」とすっきりされたのかもしれません。

アレルギー治療の成績は自然治癒と大差なかったという報告は、アレルギーの研究と治療をリードしてきた馬場先生の「勇気ある報告」だったと筆者は理解しています。

【4】大人のぜんそくはさらに悲惨だった

●薬だのみの対症療法の限界

平成2年9月に厚生省の研究班が成人ぜんそく治療の大規模実態調査を行いました(31)。全国32ヶ所の呼吸器専門病院を訪れた成人ぜんそくの患者さん男女計2832人を対象にしたものです。この調査の結果は衝撃的でした。

一つは、治療期間が異常に長期化していたことです。治療期間が10〜19年が26・8％、20年以上が25・8％と、実に10年以上も治療を続けている患者さんが全体の52・6％を占めていました。そしてもう一つは治療を受けても改善していない患者さんがあまりにも多かったのです。呼吸困難をともなう発作が「1年中起きている」患者さんは7割に達し、点滴治療76・9％、酸素吸入43・1％、夜間救急受診51・7％、入院59・5％、という数字でした。そして重症の場合に内服や注射で使う全身性ステロイドを常用している患者さんは31％、ステロイド使用率は61％に達していました。そして年間6000人の患者さんがぜんそくで死亡していたのです。

この当時の筆者らのクリニックでは、成人ぜんそくの約半数の患者さんは初診後7日以内に、3分の2までの患者さんは初診後60日以内に健常人とほぼ同様の生活ができるようになり、初診後1年で約80％、3年で90％までの患者さんが、187ページの「治療のゴール」の③までに到達していました[27]。原則として全身性のステロイドは用いず、そして吸入ステロイドはまだ普及していない時期でしたが、総合根本療法であれば成人ぜんそくでもここまでの改善が可能だったのです。

そして昭和62年からは、ぜんそくを極めて軽くした患者さんと治した患者さんたちによる、「ぜんそく根治の喜びを語る会」（[76]153号「ぜんそく根治の喜びを語る会のあゆみ」）という患者さんの会も発足し、平成4年にはその会から、「ぜんそく征服をめざして—43人の勝利の記録—」という体験談文集も発行されています。

ですから厚生省の調査結果を知って、その治療成績のあまりの差に筆者らは愕然《がくぜん》としました。

【5】ぜんそく治療「ガイドライン」の登場

●身体医学の敗北宣言

厚生省の調査が明らかにした成人ぜんそくの実態は、あまりにも深刻なものでした。この現実を前にして、身体医学は途方にくれてしまいました。

この時点で冷静かつ客観的にぜんそく全体を見つめなおして、薬物療法のみに拘泥《こうでい》せず、心理的な問題なども含めた総合的な治療の導入を真摯《しんし》に検討するのが医学的には最も正しい選択でしたが、現実にはそうはなりませんでした。

ちょうどその頃（1992年）、米国の国立心・肺・血液研究所が「喘息の診断と管理のための国際委員会報告」というレポートをまとめていました。そしてこのレポートは「喘息は、マスト細胞や好酸球など多くの細胞が関係する気道の慢性的炎症性障害である。喘息になりやすい者では、この炎症により症状が生じる」とぜんそくを「定義」していたのです。

途方にくれていたわが国の身体医学はこの報告に飛びつきました。そして、医師向けの診断・治療の指針である『アレルギー疾患治療ガイドライン』を作成し、強力な抗炎症作用をもつステロイド剤の吸入（吸入ステロイド）を基本とする「ぜんそくと一生仲良く付き合う」ための治療基準を「提示」したのです。１９９３年のことでした。

ガイドラインの治療の切り札は、吸入ステロイド剤でした。口から直接ステロイド剤を吸い込むため、全身性ステロイドに比べ圧倒的に副作用が少なくなります。喉の違和感、声のかすれなどのほか、口のなかにカビが増えるといった副作用が知られていますが、吸入後のうがいなどで予防できます。そしてステロイドですから効果もほぼ確実です。

その意味では対症療法としては非常に優れています。ぜんそくで亡くなる人が大幅に減少したのも吸入ステロイドの功績であることは間違いありません。筆者らのクリニックでも成人ぜんそくの約３％を占める重症難治例とか一部のハイリスクな患者さんにはガイドライン制定前から吸入ステロイドを使っています。その結果、確実に重症例での緊急入院は減少していますから、医師も患者さんもある意味「ハッピー」です。しかしあくまで対症療法ですから、これでぜんそくが治るわけではありません。

そして残念なことにガイドラインでは「ぜんそくの原因」についての記載は版を重ねるごとに「控えめ」になっています。１９９８年版のガイドラインでは「ぜんそくは病因の不明な体質性の疾患であり、治癒を目指すことは困難な現状である」と明記されていましたが（63ページ）、その後の改訂版ではこの記載は削除され、原因についてもほとんど触れられていません。そして現在のガイドラインでは、「ぜんそく治療の目標」は次のように設定されています(1)。

健常人と変わらない日常生活が送れること／正常に近い呼吸機能を維持すること／十分な夜間睡眠が可能なこと／ぜんそく発作がおこらないこと／ぜんそく死の回避／治療薬による副作用がないこと／非可逆的な気道リモデリングへの進展を防ぐこと。

そしてこの目標を達成するための治療は「吸入ステロイド剤を使い続ける」ことが基本になっています。「ぜんそくの原因追究も根治も諦《あきら》めて、対症療法で抑え続けよう」がガイドラインの基本姿勢ということになります。

これらの動きは、筆者らの理解では身体医学の「敗北宣言」といえます。「現在の医学ではぜんそくは治せない。薬で抑えながら上手に付き合っていくしかない」として白旗を掲げてしまったのです。

【6】ガイドラインはぜんそくを「治す」のではなく「管理する」ためのもの

●「対症療法」と割りきればガイドラインは「最新・最良」

ぜんそく治療のガイドラインには、「喘息予防・管理ガイドライン」と「小児気管支喘息治療・管理ガイドライン」の二つがあります。前者は成人ぜんそく、後者は小児ぜんそくが対象ですが、ぜんそくを気道の慢性炎症の疾患とみなして吸入ステロイドを治療の中心にするなどの基本方針に大きな違いはありません。そしてこれらのガイドラインは「身体医学」の立場からまとめられていますから、題名からもわかるように、ぜんそくを「治す」のではなく「管理する」ことを目標としています。

身体医学はもともと病気を薬と医療技術で治す立場の医学ですから、本章［4］で述べた悲惨な状況を「新しく開発された吸入ステロイド」という「新薬」で良好にコントロールすることを目指すのは、身体医学的には「正解」であり決して間違いではありません。ですからガイドラインは、現在の身体医学におけるぜんそく治療の事実上の最終目標になっています。

効率よく患者さんの生活の質を高め、ぜんそく死を予防するための対症療法としては、吸入ステロイドはとても優れています。吸入ステロイドが普及したお陰で、ぜんそくによる死亡者は1990年の約6000人から近年では約2000人まで減少しています（厚労省人口動態統計）。

ですから、ぜんそくを「管理」することを目標にしたガイドラインと考えれば、現在のガイドラインは「最新・最良」の治療法を提供していることになります。「ぜんそくは治らなくてもよいから、安全な薬で楽に暮らせればそれでよい」という希望の患者さんや、ハイリスクな患者さんなどに対しての対症療法としてはほぼ「最良」と言うことができます。

●「井の中の蛙」的なガイドライン

しかし、心身医学的または人間形成医学的にぜんそくを「治す」治療を志《こころざ》す場合には、残念ながらガイドラインはほとんど役に立ちません。第4章［1］でもお話ししますように、ぜんそくを「治す」ために必要な治療の約3割が対症療法で、約7割が生活療法になります。ガイドラインはこの3割の対症療法の部分にしか対応していないからです。

２０１２年版の成人ぜんそくのガイドラインでは「今後、患者の心身医学的側面への配慮はぜんそく治療の中ではますます不可欠な要素になる」と記載はされていますが、心身医学的な治療に関しては２５０ページ中３ページ（！）しか記載されていませんし、同年度版の小児ぜんそくのガイドラインでは、第3章［7］でもお話しするように、心身医学的対応についてはさらに否定的な立場に立っています。

心身医学的な治療法とか筆者らの総合根本療法を行えば、ガイドラインが示す「治療の目標」に吸入ステロイドを使わなくても到達することは十分に可能です。第2章［8］の事例が示しているように、心理的要因に巧みに対応した心理療法は、ステロイドよりもはるかに強く確実にぜんそく発作を抑えるのです。

この事実を無視して、いかにも吸入ステロイドが「あらゆるぜんそく治療の中で最新・最良」とイメージされるように展開されているガイドラインのぜんそく治療には、幾つかの問題があると筆者は考えています。

第一には、ステロイド剤と同等以上の治療効果を持つ「心身医学的な治療」から患者さんを遠ざけてしまうことです。その結果として、本章末で紹介するBさんのような、ぜんそく根治に対する強い意欲や希望を持った患者さんの意欲や希望を黙殺して打ち砕くことになってしまったら、それは「詐欺的行為」ということになります。

第二には、同様の理由で本来なら大人になるまでに治せた小児ぜんそくを、大人のぜんそくに持ち越させてしまうリスクです。この件については本章［7］でお話しします。

第三には、ぜんそくをそれほど専門としない医師や患者さんたち、さらにはマスコミを通じて広く一般の人たちにまで、ガイドラインに書かれていることが「ぜんそく治療のすべて」という誤った情報が広まってしまうことです。ガイドラインは身体医学の枠から出ようとはせず、心身医学レベル以上の「ぜんそくを治すための治療」についてはほとんど無関心です。この「井の中の蛙《かわず》」的な姿勢のガイドラインがぜんそく治療の「標準」になってしまっては、わが国のぜんそく治療のレベル向上は望めなくなります。

●「重症難治性ぜんそく」はほんとうに難治か？

平成24年12月25日、有名全国紙の全面広告として、ぜんそくの専門家とされている元教授のこんな一言が載りました。「……どんな治療をしても症状がコントロールできない最重症の患者さんが10～15％いることも問題です……」。

発言している先生は、成人ぜんそくの研究では伝統のある関東地方の大学の元教授で、アレルギー研究の権威です。しかしぜんそくの心身医学的治療についてはそれほど御専門ではありません。その先生がおっしゃられるところの「どんな治療をしても……」という部分に筆者はひっかかりました。

なぜならば、すでにお話ししたように「よく計画された心身医学的な治療法は、ステロイド剤よりもはるかに強く確実にぜんそく発作を改善させる。その結果としてステロイド剤の使用を中止することもできる」という疑いのない事実が存在しているからです。

筆者らが行っている総合根本療法は心理的要因にも配慮した治療法ですが、その総合根本療法の一部として、いわゆる重症難治性ぜんそくに対する「学習入院療法」を行っています。この入院療法までを行っても改善しない重症難治症例の発生率は、いまから30年ほど前のデータでも、小児ぜんそく（15歳以下）で7589人中8人（0・1％）、思春期ぜんそく（15～19歳）で615人中3人（0・5％）でした(27)。

また、成人ぜんそくの外来での調査では、昭和50年の調査で205人中3人（1・5％）(32)、平成4年の調査で136名中2名（1・5％）(10)にすぎませんでした。これらの経験から筆者らは、総合根本療法を行っても改善しない重症難治性ぜんそくは、小児では1％以下、成人では1～2％程度と考えています。「重症難治性ぜんそくが10～15％」などという数字は筆者らの常識ではありえない数字ということになります。

元教授がおっしゃられた「どんな治療をしても」の「どんな」の中に総合根本療法が含まれていないことは明らかです。では、心身医学レベルの心理療法は含まれているのでしょうか？　鍛錬療法は？　減感作療法は？　ペシュキン博士が提唱した「両親離断療法」（147ページ）は含まれているのでしょうか？

この点について筆者は大いなる疑問を感じています。そして、ガイドラインをベースとする身体医学的な治療しか行っていないのに、「どんな治療をしても」と言いきるとしたら、そこには決定的な勉強不足があります。万が一にも、心理的な対応すら行わないままにその患者さんのぜんそくを「難治」と呼ぶようなことがあれば、それは治療者側の無知か怠慢にすぎないと筆者は考えています。

【7】治しやすい子どものぜんそくにも吸入ステロイドは必要？

●治しやすい子どものぜんそくを大人のぜんそくに移行させるな

子どものぜんそくは、現在でも大人になるまでに5割弱は自然に治ります。見方を変えれば「自然治癒するか否かは五分五分」ということですから、決して「小児ぜんそくは治りやすい」病気とはいえません。

小児ぜんそくは0～6歳が「最も発症しやすい時期」です。「発症しやすい＝悪くなりやすい＝治りにくい」と思われがちですが、実はこの**0～6歳の時期が、総合根本療法では「最も予防しやすく、最も治しやすい時期」**なのです。6～15歳も昭和40年頃には66％までが自然治癒していましたから、この年齢も「治しやすい時期」に相当します。

0～6歳の時期に総合根本療法を行った場合、吸入ステロイドなどは使わなくても発作入院は激減します。自宅用の吸入器の購入も原則として必要なくなります。

この乳幼児期の入院が少なくなるのも総合根本療法の特徴の一つであり、「1年間に11回も入院した3歳児が、総合根本療法開始後は1回軽く崩れたのみで治ってしまった」ということも起こりえます（☞142号「Y君のお母さん」、147号「K君のお母さん」、172号「東京都Nさん」など）。そしてぜんそくそのものを入学または10歳頃までに根治させることも可能になります。

ですからこの「治しやすい時期」に、吸入ステロイドで発作をコントロールする治療を主体にするのは好ましくないと筆者は考えます。最近の海外の研究でも、2年間吸入ステロイドを使い続けて調子が良くても、吸入を中止すればぜんそくが悪化する(33)ことや、吸入ステロイドが身長の伸びを抑制する(34)ことなどが明らかになっています。

吸入ステロイドで「抑える」だけの画一的な治療の結果として、大人になるまでに治すこともできた小児ぜんそくを、いたずらに長引かせたうえに大人のぜんそくに移行させてしまったとしたら、これは、小児ぜんそくの成人への持ち越しを「ガイドラインと専門医がお膳立てした」ことになります。それこそ医療が原因の「医原性の難治化」であり、「医原病」のそしりを免れないでしょう。ちなみに久徳クリニックにおける小児ぜんそくの吸入ステロイド使用率は5・9％（7人／119人　2012年秋調べ）にすぎません。

小児ぜんそくの有病率は増加しており、原因の40～80％には「心」がかかわっています（104ページ）。心理的な原因はステロイドを含む対症療法薬を無効化させることもわかっています（第2章［8］参照）。そうであれば小児ぜんそくの治療には吸入ステロイドよりも心理的（および身体的）な対応を優先させるべきであることは明らかです。

しかしこの点に関しての現在のガイドラインの取り組み姿勢は極めて否定的・拒否的です。たとえば『小児気管支喘息治療・管理ガイドライン2012』の208ページでは、

「ぜんそくを心身症とする概念は現代医学の最先端の医療技術への貢献という観点からはやや過去の遺物になりつつある」とし、「一部の心身医学者が劇的な治療効果を上げた医療技術が実際に存在するのも事実である。彼らが名医であったことは確かであるが……」といいながら、その劇的な治療効果を上げた医療技術に踏み込むことはせず、「Evidence-based-Medicineと共存できるScientificな心理学や心理療法を喘息治療に応用する」としています。

「劇的な治療効果を上げた医療技術」の存在を認めながらも、それを踏襲もせず再現もせずに、「自分たちが理解できる範囲内の心理療法しか行わない」と言いきる小児ガイドラインの姿勢は、「患者さんに最善の結果をもたらすための努力をいとわない」という真摯な立場に立った医学の志を失っています。そして万が一にも「吸入ステロイドに頼りきった治療」を「現代医学の最先端の医療技術」と認識しているのであれば、まさに「井の中の蛙」といわざるを得ません。

●ガイドラインは医学ではなくビジネス？

ガイドラインについてはこんな声もあります。実はガイドラインでは、ぜんそくを「慢性的な気道の炎症を特徴とする疾患」と「定義づけて」はいますが「原因である」と明言まではしていません。これを「ぜんそくの原因は気道の慢性炎症」と言い換えたい人たちがいて、一部の御用学者がそれにお墨付きを与えたのではないか、吸入ステロイドが事実上の標準治療になったのはそのせいではないか、というものです。

さらにあからさまに言えば、吸入ステロイドの売り上げを伸ばすために「都合のいい情報（吸入ステロイドの治療効果）のみ強調して、都合の悪い情報（心理療法のステロイドに勝る効果）は隠しておく」というマーケッティングの手法としてガイドラインを作成したのでは？　との可能性も否定できないのです。

ぜんそくとは異なりますがＳＳＲＩという種類の抗うつ薬の販売戦略として、同様の手法がとられていたという報告があります。英国の精神薬理学者のデービット・ヒーリー教授はその在り様を「科学の外観をまとったグローバルビジネス」として批判しています。

医学界と製薬業界の利益相反（純粋に科学的な関係ではなく、ビジネス上の相互利益を求めること）をめぐる問題は、インフルエンザ治療薬タミフルや肺がん治療薬イレッサなどこれまでもたびたび世間を騒がせ、つい最近も高血圧治療薬ディオバンの臨床試験や論文をめぐる疑惑が明らかとなって、「医学論文の信頼性が失墜した」「医学かビジネスか？」という大きな社会問題になり、販売元の製薬会社は「論文執筆を依頼した5つの研究室に総額11億3000万円を寄付した」「社員がデータを操作した医学論文を宣伝に利用した」ことを認めて謝罪しています。

平成20年3月30日付の読売新聞では「2002〜06年の間に国公立大学医学部の医局や医師に支払われた医療関連企業からの寄付金は約262億円で、そのうちの約60％を製薬会社が占めていた。がん、高血圧、糖尿病、喘息など主要な病気の治療指針（ガイドライン）作成に携わった医師延べ276人の87％にあたる240人が寄付金を受領していた。『メタボリックシンドロームの定義と診断基準』（05作成）では、11人の作成委員に対し計約14億円の寄付があり、4年間で5億4000万円受け取った委員もいた。『高血圧治療ガイドライン』（04作成）では、9人の委員に計約8億2000万円、『動脈硬化性疾患予防ガイドライン』（07作成）では4人の委員に計約6億円の寄付があった」と報じられています。

ぜんそくの関係でも、平成18年の日本アレルギー学会秋季学術大会では開催経費約1億3000万円のうち約8000万円を製薬会社からの寄付と協賛金で賄《まかな》っていたと報道されていますし（2008年3月30日毎日新聞）、日本アレルギー学会の「喘息予防・管理ガイドライン」では利益相反についての記載はされておらず、2012年版で初めて「作成委員会全体で26社の製薬会社から報酬を受け取っていた。調査は自己申告制で金額までは調査していない」と報告されています。

これらの事実からは、ガイドラインには「医学的事実としての総合的な信頼性」に疑問があるということになります。さらに言えばガイドラインの出版元は、医学系出版社ではなく医療系広告代理店です。実物はB5判サイズの立派な装丁の本で定価は3500円(2012年版)ですが、ぜんそく治療を行っている医師および医療機関には製薬会社が(特に求めなくても)無料で配布してくれます。ガイドラインは、医学書というよりは製薬会社の販促物と見なしたほうが妥当なのかもしれません。

[8] ぜんそく根治のためには心理面の診察も重要

●発作はほんのわずかな心の乱れでも起きる

ガイドライン(成人・小児ともに)にも「強い情動ストレス(強い怒りや悲しみ、恐れなど強烈な精神的ストレス)の表出はぜんそく発作を引き起こす」と記載されていますが、実際には「えっ、そんなことで⁉」と驚くような、実に些細《ささい》な心の動きでも発作の原因になります。

それこそ「鏡のような水面にわずかにさざ波を立てるくらいのそよ風」のようなわずかな心の動き、感情の乱れであっても、発作の引き金になることもあるのです。

ある50代の女性の患者さんで、こんなケースがありました。

あるとき彼女は、「先生、私はこれを見ると悲しくてやるせなくって、ゼーゼーいい出すんです」といって、一枚の切り抜き写真を見せてくれました。

飢えでしゃがみこみ、両手で目を覆う一人の幼女。その背後にはいまにも襲ってきそうな一羽のハゲワシ。内戦と飢餓に苦しむアフリカ・スーダン南部のアヨド村でケビン・カーターというカメラマンが撮影した「ハゲワシと少女」という写真でした。

「ニューヨーク・タイムズ」に掲載され、１９９４年度のピューリッツァー賞を受賞した有名な写真ですから、ご存じの方も多いと思いますが、とにかく彼女は、この写真を見ると胸が熱くなり軽いながらも発作が起きるというのです。

この写真は「ニューヨーク・タイムズ」に掲載された直後から、「なぜカメラマンは少女を助けなかったのか」との非難が殺到、同紙は掲載４日後に「カメラマンは撮影後、ハゲワシを追い払った」と異例のコメントを出すなど、「報道か、人命か」をめぐり大騒動になったことでも有名な写真でした。しかも、当のケビン・カーター氏は、ピューリッツァー賞の受賞決定からわずか3ヶ月後に自殺しています。あまりにもできすぎていて、「ヤラセではないか」との疑惑さえささやかれたほどの、物議をかもしたいわくつきの1枚でした。

ただし、これらの非難や疑惑は、のちにケビン氏に同行していた友人のカメラマンの証言によって解消されることになります。

当時、スーダンでは国連などが緊急食糧援助を行っており、アヨド村でも人々が食糧をもらいにきていました。写真はそのとき撮られたもので、少女は母親と一緒に来ていました。母親は食糧をもらうために手をあけないといけないので、少女をすぐそばの地面におろしたのだそうです。

「そのとき、たまたま、神様がケビンに微笑《ほほえ》んだんだ。撮っていたら、その子の後ろにハゲワシがすーっと降りてきたんだ。（略）で、何枚か撮ったところでハゲワシは、またすーっと消えてった」[35]。

まさに偶然に撮れた奇跡の1枚だったわけですが、一方ですぐそばには母親がいたことも明らかになり、「なぜ少女を助けなかったのか」との非難はほぼ意味を失い、ケビン氏の写真の「衝撃性」も失われたのです。

その事実を知って以来、その女性は同じ写真を見てもまったく発作が起こらなくなりました。発作の原因は、写真を見て「やるせない」と感じた、その女性の心の動きだったのです。同じ写真を見ても、その心の動きが起こらなくなった途端に発作も起きなくなったことが、その事実を何より雄弁に語っています。

大事なことは、発作の引き金になる心の動きは、けっして「強い情動ストレスの表出」とは限らないという点なのです。

「心がかかわるぜんそく」にはこのようなデリケートさがあります。だからこそ、発作の背景にある「心」の微妙な「あや」とか「ひだ」を見つけ出し読み取るだけの「心を読む目」を養わなければ、ぜんそくの心理面への対応はできません。これは身体医学におい て、レントゲン写真とかCT画像などの「微妙な影」を的確に読み取るだけの「目」を養うのと基本的には同じです。場数を踏まなければ身に付きにくい力と言えます。

●ぜんそくを治すことを志すのであれば、「心」も診れなくてはならない

ぜんそくに心因がかかわった場合には、一筋縄ではいかない複雑さが発生します。心因はぜんそく発作のきっかけそのものとしても働きますし、第2章でもお話ししたように、体やアレルギーを背後から支配するという「隠れた黒幕」のような働きも備えているからです。

そして、発作のきっかけとして働く場合には、すでに述べたようにほんとうにかすかな心の揺れや乱れでも発作を引き起こします。ガイドラインに書かれているような「激しい情動の表出」ばかりに注目していると心因はいつまでたっても突き止められなくなります。

沖縄の小児科医の大宜見義夫《おおぎみよしお》先生は、「入院児の喘息発作の出方を見ていると、心因とのかかわりがよく見える」として、次のように述べられています(36)。

「よその子の発作を見ているうちにゼーゼーしてくる子がいるし、仲間とけんかして癇癪《かんしゃく》がわりに発作を起こす子がいる。間違い電話をかけ10円玉がもどってこなくてゼーゼーしたり、巨人が負けると発作を起こす変りダネもいた。親父が大の巨人ファンで、巨人が負けると子どもに当たり散らすためであった」「相撲好きな6歳の男の子は、相撲の本を

見ているうちにいつしか発作のとまっていることに気づいた……ある日その本を家に忘れたため発作がとまらなくなった」「学校がいやで発作を起こし、休ませればすぐ元気になる女の子がいた。その子をプレイルームに閉じ込め、みんなが学校から帰るまでみっちり自習させた。それ以来彼女は学校嫌いの発作を起こさなくなった」

また、たとえば女性の場合には、妊娠・出産をきっかけにぜんそくを発症する人もいますし、子どもの頃から持ち越したぜんそくが、妊娠・出産をきっかけに治ってしまうこともあります。

つまり、妊娠・出産などの「同質な生活の変化」であっても、「人によっては」ぜんそくの症状に影響を与え、場合によってはまったく正反対に作用することも珍しくないのです。このような「同じ刺激・原因なのに人によって反応が異なる」という現象は、一般的な体の病気ではありえないことであり、身体医学では太刀打ちできない現象なのです。

ですからぜんそくの心因については「一筋縄ではいかない複雑さがある」「百人百様の反応がある」という前提で対応しなくてはなりません。たとえば本章の最後で紹介するBさんの経験談の中に、先代久徳が「朝の発作は運動不足、昼は生きがい不足、夜は緊張感不足」と説明したというくだりがありますが、この説明はあくまでも、Bさんのぜんそくを分析した結果判明した、Bさん固有の発作の原因なのです。他の患者さんにも当てはまるという保証はまったくないのです。

ぜんそくの心理面にも対応する場合には、医師はこの微妙な「心のあや」に切り込めなくてはなりません。最低でも交流分析や認知行動療法程度の心理療法を身に付けなくてはなりませんし、それを乳幼児からお年寄りまでの年齢層で使いこなせるようになるには相当の努力が必要になります。

【9】ぜんそくって、ほんとうは何科の病気なの?

●本来は呼吸器とアレルギーが専門の心療内科の仕事

「ぜんそくが疑われる場合、何科を受診すればいいんでしょうか?」

インターネットの質問サイトでは、よくその種の質問を見かけます。一般的には子どもは小児科、アレルギー科、大人は内科、呼吸器科、アレルギー科にかかるのが普通です。

しかし、ぜんそくはすでにお話ししたように、「4つの原因」がかかわる多因子性の疾患で、「5つのルート」をきっかけとして発作が起こります。

ですからぜんそくを治しきろうと考えた場合には、「心」も「体」も「アレルギー」も「感染」も診ることができなくてはなりません。現在ではここまでしっかりぜんそくを診察できる医師は全国でも数えるほどしかいませんが、診療科の条件としては、「呼吸器とアレルギーを専門とする心療内科」がそれに該当します。

さらにぜんそくを根治させる治療を充実させることを考えるのであれば、1996年に「リウマチ科」の標榜（院外に診療科目として掲示すること）が認められたように、ぜんそくにも「心と体とアレルギー」を総合的に診察する「ぜんそく科」という診療科が作られるべきなのです。現在認められている「呼吸器科」とか「アレルギー科」だけではぜんそくの一部分への対応しかできないからです。そして治療には**呼吸器とアレルギーを専門とする心療内科のぜんそく専門医**、もしくは**心理面にも詳しいアレルギーの専門医**が診察に当たればよいのです。

「ぜんそく科」が認められていない現在においては、「呼吸器科・アレルギー科・心療内科」と標榜して（そしてほんとうにそれぞれの分野に精通して）いる医療機関であれば、ぜんそくを治す治療を受けられるはずです。目先の発作への対応（対症療法）で受診するのであれば、呼吸器科、小児科、アレルギー科などが妥当であろうと思われます。

●専門医が「本気」になればぜんそくはここまで治せる

1961年、ぜんそくの多因子性に注目して、総合的な根本療法を開発したのは、先代久徳が率いた名古屋大学医学部小児科アレルギーグループでした。

日本で初めて小児ぜんそくへの治療に心理療法を導入し、ハウスダストの減感作療法を行い（厚生省の特例で名大だけは健康保険が使えた）、心理面では文学部心理学科教授の内山道明先生、生活及び家族指導には社会事業部ソーシャルワーカーの大島元子《おおしまもとこ》先生らと連携して、「総合的な根本療法」に本格的に取り組んだのです。先代久徳はこの治療態勢を「名古屋方式」と呼んでいました。その研究成果は『喘息の治療と心理』（誠信書房、1964年）などにまとめられています。

そしてその治療効果は驚異的でした。たとえば、1968年に京都市学校保健研究会が七大都市（東京、横浜、名古屋、京都、大阪、神戸、北九州：調査人員142万人）の小中学生のぜんそく有病率を調べていますが、名古屋以外の六大都市の平均が1・38なのに対し、名古屋だけはその半分の0・73でした[9]。名大小児科アレルギーグループが名古屋市の小児ぜんそくを片っ端から治してしまっていたからです。

また同グループは、愛知県武豊《たけとよ》町にあった名古屋市の重症ぜんそく児の長期入院施設

（武豊学童保養園）の管理運営を任され、ここでも目を見張る治療実績を残します。あまりに治すものですから、名古屋市の小児ぜんそく患者の入院が少なくなり、気がつけば、名古屋市以外の小児ぜんそく患者の入院のほうが多くなってしまったのです。このことが名古屋市議会で取り上げられました。「名古屋市の予算でほかの都市の子どもを治療するのはおかしい。税金の不適切使用だ」と、問題にされてしまったのです。

結局この施設は1972年に閉鎖になりました。先代久徳は名古屋市の担当者からいわれたそうです。「先生、治しすぎるからよくないんです」と(37)。

【10】「心」まで診るぜんそくの専門医は決して多くはない

●ほんとうの専門医がなぜ少ないのか？

ぜんそくなどの呼吸器疾患を心理面からも診察しようとする医学を「呼吸器心身医学」といいます。わが国の呼吸器心身医学の本格的な始まりは、昭和48年（1973年）11月25日に発足した「アレルギー疾患心身医学研究会」です。第1回の研究会では日大の桂戴作先生と九大の吾郷晋浩先生と先代久徳が話題を提供しています。

この会はその後昭和51年から「呼吸器心身症研究会」と改称して活発な活動を開始しました。筆者も何度か研究発表をさせてもらいましたが、この会が素晴らしかったのは、呼吸器心身医学に熱心な先生方が全国から集まり、大先輩や新米の分け隔てなくざっくばらんな討論ができたことです。

ただ、この研究会は会員が400人ほどにしか増えませんでした。そのために学会にはなれず、平成8年の第47回研究会を最後に発展的に解消して、日本心療内科学会へと移行していきました。

呼吸器疾患を心理面から診察しようと志す医師はこれほどに少数なのです。その少ない中からぜんそくをほんとうの専門とする先生を見つけ出そうとすると……その数はさらに少なくなります。

ぜんそくという病気は増えているにもかかわらず、なぜこれほどにほんとうの専門医が少ないのでしょうか？　筆者は次のように考えています。

まず第一に、ガイドラインが一般化するよりも前には、大学医学部ではぜんそくの心理面についての講義は（まず間違いなく）行われていませんでした。その理由はぜんそくに備わった複雑性のためです。当時の医学の教科書には、ぜんそくは「呼吸器疾患」「心身症」「アレルギー疾患」のところに（ある意味正当に）記載されていますが、このように「原因が明確とは言いきれない疾患」は医師国家試験に出題されにくい傾向があるのです。医学部の講義は医師国家試験の合格率を上げることも優先事項の一つですから、必然的にぜんそくは（国家試験レベルでは）あまり重要視されない疾患、つまり医学生であっても大学ではあまり深くは学ばない疾患だったのです。そしてガイドラインが広まってからは、この傾向はさらに強くなっています。

次の問題としては、第２章で述べたように身体医学が現在でも医学の主流になっていることです。医学部を卒業してぜんそくの心理面の勉強をしたいと考えても、それを教えてくれる場所が絶対的に少ないのです。

さらにはぜんそくの心理面の問題はすでに述べてきたように微妙・複雑・個性的で一筋縄ではいかないところがあります。この微妙な心のあやに対応できるところまで研鑽《けんさん》を積むには、みっちりしごかれても５～６年以上はかかります。先代久徳も心理面の研究については相当に苦労したようで、研究を始めたときには心理学教授の助言を必要としました。

筆者は先代からこういわれたことを覚えています。「アレルギーの勉強などは教科書で十分できる。アレルギーの背景にある心と体の問題のほうがはるかに複雑でわかりにくい。だから学会に入るのなら、心身医学の研究を中心にしたほうがよい」と。このような理由で、筆者は日本心身医学会・日本小児心身医学会・日本心療内科学会・日本交流分析学会には所属していますが、日本アレルギー学会には入会していません。お付き合いで入っていた日本小児アレルギー学会もつい最近退会しました。

そして医師が研鑽を積んで、心理的問題も含めたぜんそく治療を行うことができるようになったとしても、それだけで治療が順調に進むわけではありません。なぜならばぜんそく治療は医師一人で行うものではないからです。看護師をはじめとして、臨床心理士、薬剤師、さらには受付の事務員までを含めた、患者さんに接するすべての職員がチームとして足並みが揃《そろ》っていないと治療効果は上がりにくいのです。この、チームを育てて纏《まと》め上げるところまでが医師の仕事になるのです。これは結構手間と神経を費やす作業になります。先代久徳も愛知医科大学では教授として診療にあたっていましたが、「教授なんかやっていてはやりたい治療ができない……」といって定年の7年前に退職して開業してしまったという経緯があります。

●「専門医」にもいろいろある

以上のような状況の結果、わが国では「ぜんそく専門医」の基準が混乱してしまいました。一般的に専門医といえば、「その先生に任せておけば、間違いなくその時点での最善の治療をしてもらえる」というイメージがありますが、すでに述べたようにわが国のぜんそく治療の現場では、「ぜんそくは治らないものと患者さんに因果を含めて、吸入ステロイドの使用を勧める」方針の「身体医学に基づく対症療法の専門医」が最も多くなってしまいました。ただしこれは身体医学が医学の主流である限り避けられない問題ということでもあります。

その他にもいわゆる「専門医」の問題はいろいろとあります。笑い話のような例も含めて筆者が見聞きした例をいくつか挙げてみますと……。

たとえばある中堅病院では、ぜんそくの治療に詳しい医師がいなかったために、循環器とか消化器の先生がぜんそくの患者さんも診ていました。そこで新しくぜんそくを専門で診察する部署を設けて専任の医師を置きました。ところがこの先生は研修を終えて間もない若い先生で、ぜんそくの患者さんはまだ数十人しか診たことがなかったのです。それでも上司の命令であればイヤとはいえませんから、その若い先生は一生懸命ぜんそくの勉強をしながら患者さんを診察していました。そしてその先生の担当は「ぜんそく専門外来」になり、患者さんたちからは「あの先生はぜんそくの専門家だ」「あの若さで大したものだ、よほど優秀なんだろうね」と言われるようになったのです。

また小児科では、大学を出てから勤務医の間は、ぜんそく・アレルギーとはまったく無縁の心臓とか白血病の治療を専門としていた先生が、開業するときには「小児科・アレルギー科」の看板を出すことも珍しくなくなりました。ですから最近では、ぜんそくの患者さんを自分一人の責任で診るのは今回が初めてというアレルギー科の先生とか、食物負荷試験どころではなく皮内反応も減感作療法も生活指導も行わないアレルギー科が激増しています。減感作療法も行わないアレルギー科などは、味噌が入っていない味噌汁のようなものと筆者は思うのですが……。

などなど例を挙げればきりがありませんが、現在のぜんそく治療の現場では「専門医」という言葉に込められた「重み」は雲散霧消して、「ぜんそくを治さない・治せない専門医」ばかりが増えているという状況になっています。皮肉なことにガイドラインを重要視する「アレルギーの専門医」ほど、この傾向が強いようです。

ですから筆者はぜんそくの専門医を、「ぜんそくを治す治療の専門医」と「ぜんそくを抑える治療の専門医」の二つに分けるべきだと考えています。そしてその見分け方は医師の経歴とか看板（標榜科目）に頼るのではなく、シンプルに医師に尋ねてみればよいのです。「先生は私のぜんそくを治せますか？」「うちの子のぜんそくを治していただけますか？」と。

【11】ぜんそくが「治る」というのはどういう状態？

●総合根本療法の治療のゴール

筆者らは、次のような状態になったときに「ぜんそくが治った」と考えています。

①数年以上にわたってぜんそく発作（喘鳴や呼吸困難）が現れないか、現れたとしても「咳その他のごく軽い症状（咳ぜんそく程度）」にとどまり、

②薬を使わないか、簡単な鎮咳剤か気管支拡張剤でおさまり、

③年間を通して健常人と同じ生活が可能で、

④肺機能は正常か、リモデリングを後遺症として残すが、気道過敏性は消失もしくは気管収縮をおこさない程度に低下している。

⑤アフターケアを行なって将来の見通しを立てた場合に、悪化または再発する可能性がまったくないか、極めて少ないと判断される。

根本療法を行うと、80〜90％の患者さんは、治療開始後1〜3年で③に達し、⑤のアフターケアに進みます。なかには「9年間も悪戦苦闘して遺書まで書いたぜんそく」をわずか6週間（！）で治してしまった患者さんもいます（198ページ）。

医学的に厳密に「ぜんそくが治った」というためには、「気道の過敏性」がとれていることが証明されなくてはなりません。この検査のためには、アセチルコリンという気道収縮を引き起こす物質を吸入させるアセチルコリン負荷試験が最も確実とされています。

筆者らは平成15年に行った臨床治験で、アフターケアに入った患者さんからボランティアを募り、この試験を行ったことがあります。そのときのデータでは16人中7人（44％）までの患者さんで気道過敏性が消失していることが確認できました。この人たちのぜんそくは、文字通り「完全に治った」ことが証明できたことになります。

しかしこの負荷試験には「人体実験」的なところもありますし、この試験をきっかけにして落ち着いていた気道過敏性が高まってしまう恐れもないとはいえませんから、本音を言うとあまりやりたくはない検査です。

それに代わる方法として、従来から痰とか鼻水の中の「好酸球」という種類の白血球の有無を調べる方法が行われています。この好酸球には気道粘膜などを破壊する「組織障害性」という力があり、気道の慢性炎症やリモデリングを引き起こす張本人とも見なされています。ですから好酸球が陽性であれば気道の慢性炎症が起きていると判断されるのです。近年では簡便法として呼気中の一酸化窒素（NO）を測定する方法も行われています。

しかしこの簡便法では、気道の好酸球性炎症の程度はわかっても、ぜんそくのコントロールが良好か（気道過敏性が低下しているか）まではわかりませんし、小児では正確に測定できないのも弱点です。

もっともこのような検査をしなくても、臨床的にはぜんそくが治ったかどうかを判断できる極めて確実なモノサシがあります。それは第2章［4］でお話しした「感染を併発」したときに発作が起こるかどうか、です。もし起こらなければ、気道の過敏性はとれており、ぜんそくは臨床的には治っていると筆者らは考えます。

気道感染はぜんそくで命を落とす場合の発作誘発要因のトップに位置します（94ページ）。発作を引き起こす力が極めて強い刺激ということになります。

ですから、その気道感染を起こして、高熱が出て、ゴホゴホ咳が出て、痰が真っ黄色になったときでも、患者さんが「ゼー」とも「ヒュー」ともいわなければ、「気道過敏性は完全にとれている＝ぜんそくは治っている」ということになります。

このような場合には、患者さんが肺炎を起こしてフーフー言っていたとしても、筆者はにっこり笑ってこういいます。「肺炎起こしても発作起きていないから、ぜんそくは治っちゃってるよ。肺炎なんか薬で治せるから心配ないよ、いやーホントに良かったねー」。実にアナログですが、臨床的にはこれがいちばん確かです。

●いつまでに治すのがよいのか？

ぜんそくの仕組みから考えれば、6歳未満の子どものぜんそくは入学までに治しきることをお勧めします。この時期までに治してしまえば、ぜんそく体質そのものがなくなる可能性もあり、生涯にわたって再発のリスクが少なくなります。

入学後のぜんそくも次のような理由から、なるべく早く治したほうがよいのは明らかです。

昭和30年代までの小児ぜんそくは、現在よりも自然治癒しやすい病気でした。当時は中学卒業までに約7割弱までが自然治癒していました（56ページ）。しかし現在ではこの自然治癒率は約5割まで低下し、過去10数年で小児ぜんそくは倍増しました（57ページ）。そして10歳まで持ち越すと自然治癒は極めて困難になり、思春期から20代前半までが、最も重症化しやすく死亡率も高まる時期になります。

また、気道のリモデリングはぜんそく発症後3年を経過した頃から始まり、成人ぜんそくでは約4割の患者さんに認められます。リモデリングが起きてしまうとぜんそくは完全には治せなくなりますから、遅くとも発症後3年以内には治療を開始することが好ましいといえます。

以上のような理由から、筆者らは、**乳幼児のぜんそくは小学校入学までに、小学校低学年のぜんそくは10歳までに、小学校高学年から中学生のぜんそくは10歳から遅くとも15歳までに、大人のぜんそくは治療開始後（アフターケアも含めて）3〜5年で治しきること**を目標としています。そしてこの目標の達成は決してむずかしくはありません。

●ぜんそくが治らないのはこんな場合

とはいうもののすべてのぜんそくが理想的に治せるとは限りません。総合根本療法でも次のような場合にはぜんそくを治せないことがあります。

第一に、全身性のステロイドホルモンを内服や注射で長期間使用し、体内のステロイドホルモン分泌能力が低下してしまった場合です。この状態を「副腎機能不全」といいます。

第二に、気管支のリモデリングが起きてしまった場合にも、「完全に」治すことは理論上不可能になります。リモデリングという後遺症（気管支壁の肥厚）を残して治っていくことになります。

第三に、いろいろな事情で総合根本療法が実行できない場合にも治すことはできなくなります。たとえば鍛錬の基本に冷水浴がありますが、高血圧などがあって冷水浴ができない場合とか、寒いのでつい億劫《おっくう》になってサボってしまうような場合です。これらの場合は、厳密には「治らない」のではなく「治せない」「治さない」ということになります。

第四に、ほんとうに原因が見つけられずに治せないという「お手上げ」状態になることもないことはありません。「原因はわかったが生活療法が実行できないから治らない」のではなく、全力で取り組んでも原因すらわからないということも極めてまれですがあります。筆者も数例経験しています（☞１４４号「Ｓさんの喘息」）。

【12】とことん治すか、薬で一生抑えるか？

●抑えるか治すか、決めるのは患者さん

現在日本では、年間約2000人の患者さんがぜんそくで亡くなっていますから、ぜんそくを軽く考えるのはよくありません。それでも、すべての患者さんが重症というわけでもありませんから、実際の治療に際してはいくつかの選択肢が考えられます。代表的なものとしてはとりあえず次の3つが挙げられます。

①調子が悪く苦しいときだけ治療する。

軽症の場合は「悪いときだけ薬で抑えて」と考えたくなるのは人情ですが、これはあまりお勧めできません。

軽い発作であっても、繰り返しているうちにリモデリングが進み難治化していくこともあります。また、ある程度以上の発作でも体が「慣れて」しまうと、苦しさを感じなくなり、患者さんが「調子は悪くない」と誤解してしまうことがあります（41ページ「隠れ軽症」）。この場合は突然死に結びつくことがあります。

②生活療法は行わずに、対症療法だけで様子を見る。

ぜんそくを「治す」ことは考えず、吸入ステロイドなどを続けて「ぜんそくをコントロールする」「リモデリングの発生を防ぐ」「ぜんそく死を防ぐ」ことを目指します。

身体医学的な対症療法のみの治療法ですが、ぜんそくを治すことを考えなければこの治療法が「最善」といえます。

現在のガイドラインでもこの方法が最善とされていますから、現在では大多数の「ぜんそく専門医」がこの治療法を推奨しています。

久徳クリニックでも、総合根本療法を行わない場合にはこの治療をお勧めしています。

③3〜5年で「ぜんそくを治しきる」ことを目指す。

久徳クリニックのお勧めプランです。総合根本療法を行えば不可能ではありません。

ここでは3つの選択肢を例として挙げましたが、どこまで努力してどこまでよくしたいのかという「治療の目標」を決めるのは実は医師ではなく患者さんなのです。患者さんの治療目標にあわせて、治療方針を考えていくのが私たちの役目になります。久徳クリニックのぜんそく治療は、患者さん自身に治療の目標を決めていただくところから始まるのです。

13 総合根本療法でなぜ、ぜんそくは治るのか？

●必要なことをすべてやっているだけ

久徳クリニックで行っているぜんそく治療についてここまでお話ししてくると、いかにも筆者たちが「特別な治療」をしているかのように思われるかもしれませんが、決して筆者らは「特別で特殊な治療」を行っているわけではありません。むしろ「やるべきことをやるべきようにやっている」にすぎないのです。

最近は変わってしまったようですが、設立時の日本アレルギー学会のシンボルマークは「象」でした。これは「群盲象を撫《な》でる」ということわざに由来しています。その趣旨は「アレルギーの研究をしている学者は、アレルギーという象を撫でている群盲のようなものだ。一人ひとりがそれぞれに勝手な自己主張をしていては、アレルギーという象の全体像を解明することはできなくなる」「そのようにならないための戒《いまし》めとして象をシンボルマークにする」というものだったのです。

ですからその当時から、アレルギー疾患の複雑さを研究の中心にいた人たちは十分に理解していたのです。そしてピントはずれな自己主張によって進むべき方向を間違うことのないように、常に自らを律することの必要性も「わかってはいた」のですが、結論を急げば身体医学はそこをしくじったのです。その結果、すでにお話ししたように「ぜんそくの原因はアレルギー」だとか「ぜんそくの原因は気道の慢性炎症」とする本質を見失った「自己主張」が広まってしまったということになります。

先代久徳が創始した「総合根本療法」は、ぜんそくにかかわる多くの要素の「かかわり方」を整理して、ともすれば「群盲象を撫でる」ともなりかねない複雑さを慎重に整理したにすぎません。そして、医学の枠を乗り越えて、ぜんそくを治すために「必要なことをすべてやっている」だけなのです。

●治療の核心は本来備わっている「自然の良能」の回復

ぜんそく治療は、吸入ステロイドに象徴されるように、特に対症療法の分野では格段の進歩がありました。しかし、これまで繰り返し述べてきたように、それだけではぜんそくを根治させることはできません。

ぜんそくを治しきるには、頑張るホルモンの働きを悪くしている心身両面の生活習慣

（性格と体質）そのものを修正する必要があるのです。

生活習慣の修正のためには、患者さんの性格と体質を分析して、現実の生活環境との間の相互作用を分析することが必要になります。

そしてその分析を通して、個々の患者さんについて、その患者さんのぜんそくにとって不適切な（つまりぜんそくを生み出している）生活習慣を見つけ出して修正していけば、ぜんそく発作は「自然に」消滅していくのです。

この不適切な生活習慣を調整することを筆者らは、「正常生活の励行」または「健全生活の励行」と呼んでいます（113ページ）。そしてこの**正常生活の励行こそが生活療法そのものなのです。**

生活療法が充実すれば、化学的に合成した薬を使わなくても、患者さんの心と体が発作を抑えてくれるようになります。当然吸入ステロイドなどはいらなくなります。

つまり総合根本療法で行う生活療法とは、**本来患者さんに備わっている「ぜんそくを抑える自然の良能」を目覚めさせ、正しく働くように機能を回復させる治療法**ということになるのです。

本章の最後に、先代久徳の患者さんだった方が文集（157ページ）に寄せた一文をご紹介します。次の第4章では総合根本療法の実際を具体的にお話ししますが、この文章をご覧いただくと、それがどういうものなのか、少しはイメージできるはずです。少々長いですが、予習のつもりでお読みください。

「ドクター久徳のマジック」　Bさん　52歳　男性

39歳の夏、仕事に追われて心身ともにグロッキーな状態に陥っていた。ある朝、起床すると、まったく声が出ないことに気がついた。いまにして思えば、それが、私の長いぜんそく生活の始まりであった。

ぜんそくが難病であることは十分承知していたので、ぜんそくの名医はいないかと早速調べたところ、日本で三番目の名医といわれている人が、某総合病院にいることがわかり早々に診断を受けに赴いた。

先生は「いったん、ぜんそくになった以上、全快することはない」と、のっけからいわれた。そんなものかなあ？　と諦めながらも、その後は、毎週月曜日に通院していたが、3～4年後に、先生が突然手遅れの肺がんで急死された。この出来事は私にとっても大変不幸な出来事であった。何となれば、ぜんそくの名医が肺がんに気づかず、しごく簡単にお亡くなりになったという現実は、ぜんそくがいかに恐い病気であるか、また、とうてい我々素人の手におえる病気でないことを意味しているからだ。

そこで「人生あきらめが肝心」と通院を止め、「死んだら死んだときのことさ」と、近所にいる先輩の小児科医より薬をもらって服用するようにした。案の定、この頃より病状が悪化した。それまではだいたい一ヶ月に一度の割合で発作が起き、3日ほど家で静養していれば治っていたのが、ついに月に14日も会社を休むはめとなった。

この段階で「私の人生はこれで終わり」と、泣く泣く遺書をしたためる始末。それでも最後のあがきで、このまま死んではわが人生まことに残念、もう一度ぜんそくに挑戦してみようと思い直し、全身を耳にしてぜんそくに関する情報を探っていたところ、ある朝、新聞の「ぜんそく公開セミナー」の予告記事が目に飛び込んできた。動物的直感で、「わが人生に残された手段はこれしかない」と早速かけつけ、はじめて、かの有名なドクター久徳のお話をしみじみうかがった。

それは、まさしくぜんそく治療の本質に触れる内容で、共感すること、教えられることが多々あり、ひょっとすると、ひょっとするのではないかと藁《わら》にもすがる思いで、ドクター久徳の診察日にお訪ねしたときは、すでに48歳になっていた。

先生は「私のいうことを守れば、必ず君のぜんそくは治る。私も全力を尽くすけれど、本人がその気にならないと治らない」と再三いわれた。通院は週に一度、マンツーマンで十分時間をかけて実施された。診察の内容は毎回カセットテープに録音して手渡され、「よく聞いて復習するように」と指示された。一通りの検査が終わってから、私が「いまでは一日中の発作が毎日起こる」と訴えると、先生は「一日中発作が起こるというが、朝と昼、夜とでは原因が違う。朝は運動不足、昼は生きがい不足、夜は緊張感不足」といわれた。「ほんとうかいな?」という気持ちが半分ながら、ただ、信じるしかなかった。何事も、原因さえわかれば、あとは簡単、実行するのみと割り切り、最初の一週間の昼間は会社で、徹底的に働いた。

私は小さな物流関係会社の経営者であるが、いままでの三階の社長室で、一人ぽつねんと数字とにらめっこしながらの執務を止めて、現場へ出て事務作業、肉体労働を問わず、とにかく働きに働いた。すると摩訶《まか》不思議、昼の発作は一週間後にぴたりと止まった。まことに狐につままれた思いであった。

これに味をしめ、二週間目は、毎日朝1～2時間のトレーニングを、同行の四匹の愛犬がくたばるほど行ったら、朝の発作も出なくなった。三週間目は、いちばんひどかった夜の発作に挑戦するため、ドクター久徳の著書を一抱え買い求め、好きな晩酌を止めて、ただひたすらしらふで読みふけった。朝から昼、昼から夜へと、緊張感の持続が目的であった。三週間後に一切の発作がみごとに消失した。まさに私にとって奇跡が起こった。先生がマジシャンに思えた。

これに力を得て、四週間目は昼食後の薬の服用を止め、五週間目は朝食後の薬を、六週間目は夕食後の薬の服用を止めたが発作は出なかった。先生に出会って三週間後に発作はおさまり、六週間後には一切の薬からも解放された。

以後、4年たつが、ぜんそくの「ぜ」の字もない。

この患者さんは、文章の最後に治療を通じて特に印象的だったこととして、

①「病は気から」というが、確かに病気は「気は病い」と書く。「病体」とは書かない。
②治療はまず何事にも動じない精神を作り、患者の抵抗力、自然治癒力を刺激して「自分の病気は自分で治す」という方向に持っていく。
③冷水浴は確かに効いた。全快の50％以上は冷水浴の効果だったと確信する。
④9年間のぜんそく生活を振り返って、月末、月初めの忙しい時期には決して発作は起こ

らず、月半ばの暇なときだけ発作を起こしていたことに気が付いた。発作は「いまが暇ですよ」というシグナルである。

⑤ドクター久徳の「ぜんそくの体質は遺伝ではなく環境で決まる。環境を変えればその体質は変えられる」という言葉は、ぜんそく患者にとって神の声である。

などを指摘しています。いずれも総合根本療法を進めるうえで大事な視点です。

無論、誰もがこの患者さんのように短期間で治るわけではありませんが、「治したい」と意欲的に取り組む人であれば、まず間違いなく1〜3年でアフターケアに進めます。

さて、次はいよいよ総合根本療法の実践編です。

第4章

ぜんそくを根本的に治すにはどうすればいいの?

ぜんそくを治すための「総合根本療法」

久徳クリニックで行っている総合根本療法は、ぜんそくそのものを治すことを目標にしています。本章ではその総合根本療法の具体的な実行法についてお話しします。

【1】ぜんそくは自分で治せます

●ぜんそくは医師の力を借りて、自分で治す病気

すでに本書でお話ししてきたように、ぜんそくを治すには、目先の発作を乗り越えながら、アレルギー対策を行い（アレルギーがある場合）、並行して、ぜんそくのほんとうの原因である「頑張るホルモンの働きを悪くしている心身の不安定さ」を修正する必要があります。

総合根本療法では、そのために、

1. ぜんそくの発作を抑える「対症療法」
2. 基礎治療としてのアレルギー対策
3. ぜんそくそのものを治すための「生活療法」

の3つを行います。

1の対症療法と3の生活療法については、自分にとって必要な知識を正確に身に付ける必要があります。患者さん一人ひとりで指導方針が異なる場合もあるからです。指導の割合は、対症療法が約3割で、生活療法が約7割となります。ぜんそくを治す治療の中心は生活療法なのです。

2のアレルギー対策は、対症療法的な部分と生活療法的な部分に分けられます。抗アレルギー剤や減感作療法などの「薬で行うアレルギー対策」が対症療法的な部分です。それに対して、第2章の［7］や［8］でお話ししたような「アレルギーを支配している心と体への対策」が、生活療法的な部分のアレルギー対策ということになります。

この二つを切り離して、1の対症療法と3の生活療法のところに「無理やり」組み入れてしまうとかえってわかりにくくなってしまいますから、筆者らはあえてアレルギー対策を1と3とは別立の2として「基礎治療」という位置づけにしています。

ぜんそくを治すための専門医の仕事は、目先の発作を対症療法で抑えながら、患者さん一人ひとりについてぜんそくの原因分析を行い「こうすればあなたのぜんそくは治せます」という作戦を設定して患者さんに説明し、効率よく実行できるように指導することなのです。「勉強第一実行第二」といえます。

ですから筆者らはぜんそく治療を山登りのようなものだと説明しています。専門医は山登りのガイドであり患者さんが登山者です。そして目指すべき山は「ぜんそく山」です。患者さんがこの山の山頂に立ったときに「ぜんそく山を征服した（＝ぜんそくが治った）」ということになります。

ガイド役である専門医の仕事は、一人ひとりの患者さんの「ぜんそく山」の手ごわさを見極め、患者さんの登山者としての力量を見極めて「この人のぜんそく（ぜんそく山）はこうすれば（このルートなら）治せる（登れる）」という根治のルートを見つけ出すことになります。

根治のルートが見つかれば、ガイドの次の仕事は、患者さんを「自分の足で」山頂までたどり着かせることになります。このときには患者さん自身の努力も必要になります。そして患者さんが無事山頂に到達できたときに、ぜんそくは自然に治っていきます。これが「ぜんそくは医師の力を借りて自分で治す病気」ということなのです。

【2】「対症療法」―目先の発作を乗り越えるための治療

●対症療法のポイントは4つ

まずは「発作時の対応法」である対症療法のお話です。発作が起きてしまって苦しくなったときには、何はともあれ目先の発作を抑えて楽になることが必要です。そのための治療が「対症療法」ですが、対症療法では次の4つのポイントが大切になります。

1. 発作が起きても慌てない
2. 常備薬を正しく使う
3. 排痰をしっかり
4. 医者にかかるタイミング

●対症療法のポイントを押さえましょう

ここからは対症療法のそれぞれのポイントについてお話しします。

1. 発作が起きても慌てない——不安は禁物

対症療法を行ううえで薬や医師の治療より大事なことは、発作が起きたときに、患者さんも家族も慌てず騒がず、冷静な態度で対応することです。それにはあらかじめどの程度の発作が起きたらどうすればよいのか、医師の指導を基にして、あらかじめ家族全員がおさらいしておくことが大切です。

発作が起きたときに不安になって慌ててしまうと、常備薬を正しく使うこととか排痰がうまくできなくなって「おさまる発作もおさまらない」ことにもなりかねませんし、その不安がぜんそく発作に結びつくと次のような状態になることもあるからです。

59歳の男性でこのような患者さんがいました。「……いままでも苦しくって病院へいって点滴してもらうと、すっと楽になることがよくあった。自分でも、なぜかな？　そんなに速く効くのかな？　と思うぐらい。点滴が始まるまでは死ぬんじゃないかと思うぐらい苦しくても、待合室で苦しさは三分の一ぐらいになって、点滴が始まるとほとんど薬が入ってなくても、0~1ぐらいになる。あー助かった……と思って」「それなのに点滴が終わって家に帰って寝ようとするとまた苦しくなるんですよ……、息ですか？　そりゃあ吸うほうが苦しいですよ、吐くほうはなんともないです……」

本章229ページの「吸入器を押入れにしまうと発作が起きる幼児」の例も不安が身体化した発作です。これらの心因性のパターンがいったん出来上がってしまうとなかなか治しにくくなります。そういう意味でも「不安は禁物」なのです。

2. 常備薬を正しく使う――状態に合わせて「発作止め」を正しく使う

発作が起きたときには、慌てずに発作止めを正しく使って、自分で（自宅で）乗り越えられるようになっておくことが理想です。発作が起きるたびに不安に駆られて病院を受診するのは好ましい対応とは言えないのです。

ただしそのためには、自分の発作のタイプとか症状の程度に応じていろいろな効き目の薬をうまく組み合わせて使い分ける必要も出てきます。医師の指導の下に常備薬を備え、薬の名前とか使い分け方などについても十分に理解しておく必要があります。そして発作の状況に応じて適切に使い分けられるようになっておくことが大切です。

ここではぜんそくの対症療法に用いる主な「発作止めの薬」についてご説明します（抗アレルギー剤については266ページをご覧ください）。同じ名前の薬でも内服薬とか吸入薬など使い方の異なるものもありますが、その区別はここではしていません。

①気管支拡張薬

(1)交感神経刺激薬：アドレナリン系の気管支拡張剤です。即効性があって対症療法の基本となる薬です。使いすぎると心臓に負担がかかりますから注意が必要です。携帯用の吸入薬（メプチンエア、サルタノールインヘラー、ベロテックエロゾル、ストメリンなど）は、手軽で即効性がありますが、発作がほんとうにひどいときにはほとんど効果はなく副作用ばかりが現れます。発作の「登り五合目下り五合目で使う薬」だと考えておいてください。

交感神経刺激薬には、アトック、アロテック、ベロテック、ホクナリン、ベネトリン、ブリカニール、メプチン、メプチンミニ、ベラチン、スピロペント、ベロテック、サルタノール、アイロミール、セレベント、などがあります。

(2)キサンチン誘導体：テオフィリン製剤という種類の気管支拡張剤です。即効性はなく飲み続けることで効果が出る（ＲＴＣ療法、１５４ページ）薬ですが、発作時には点滴で用いることもあります。嘔吐やけいれんなどの副作用があるので血中濃度を測定しながら使いますが効果は確かな薬です。テオドール、テオロング、スロービット、ユニフィル、ユニコン、ネオフィリン、などがあります。

(3)副交感神経遮断薬：交感神経（アドレナリン）と逆の作用を持つ副交感神経の働きを抑える吸入薬です。肺気腫・慢性気管支炎にも用いられます。アトロベント、テルシガン、などがあります。

②去痰剤：気管支の中に溜まった痰に作用して、痰を柔らかくしたり粘膜からはがれやすくして切れをよくします。軽症難治性ぜんそくの場合は必ず使用します。ムコソルバン、ムコダイン、クリアナール、スペリア、などがあります。

③吸入用ステロイド薬：吸入用のステロイドです。発作の予防薬として用います。「いま起きている発作をすぐにおさめる」ような即効性はありません。医師の指示通りに定期的に吸入します。喉の違和感、声のかすれなどのほか、口の中にカビが増えるといった副作用があります。吸入後は必ずうがいをしてください。フルタイド、パルミコート、キュバール、オルベスコ、などがあります。

④吸入用ステロイド＋気管支拡張薬配合剤：吸入用ステロイドに交感神経刺激薬を追加配合した薬です。シムビコート、アドエア、フルティフォーム、などがあります。

⑤副腎皮質ステロイド薬：内服または注射で用いる全身性のステロイド薬です。発作を抑える力が最も強く、緊急時には頼りになる薬です。副作用も強いので長くても１週間程

度の使用に留めるのが理想的です。骨粗鬆症《こつそしょうしょう》、肥満、白内障など多様な副作用がありますが、最も深刻なものは副腎機能不全です。プレドニゾロン、リンデロン、セレスタミン、ソルコーテフ、サクシゾン、ソルメドロール、ケナコルト、などがあります。

⑥漢方薬：いろいろな漢方薬が使われますが、①の気管支拡張薬や②の去痰剤と組み合わせて用いると対症療法薬としてもよく効くことがあります。複数のものをうまく組み合わせると通常使用量の数分の一程度の量でも効果を示します。小青竜湯、麻黄湯、神秘湯、麦門冬湯、柴朴湯、清肺湯、などが用いられています。

⑦抗生剤：ぜんそくの薬ではなく、細菌を殺す薬です。感染を合併（94ページ）したときに併用します。感染は発作を引き起こす力が強いため重症化しやすくなります。感染対策としての抗生剤が重要です。内服が基本ですが吸入や点滴でも用います。ウイルス性の感染には効果がありません。

3．排痰をしっかり——生きるか死ぬかも痰5〜6個

もう呼吸が止まるのではないか⁉——。そんな絶体絶命の場面でも、痰が5〜6個出るだけで呼吸の苦しさは和《やわ》らぎ、窒息死の危機を脱することもできます。

そこまでの極端な場合ではなくても、「気管支の中に湧き出して溜まっている痰を口から外へ出してしまう」という「排痰」は、発作を乗り越えるための重要な要素になります。そしてこの排痰を行うための「排痰法」は発作を乗り越えるための確実で頼りになるテクニックなのです。実際「いろいろ教えてもらったなかでもいちばんありがたかったのは排痰法」という患者さんは少なくありません。

第1章［6］でもお話ししたように、発作が起きたときに気管支拡張剤で気管支を拡げただけでは、「痰の貯留による苦しさ」への対策はなされていません。ですからいくら気管支が拡がっていても一定量以上の痰が溜まっていれば苦しさはおさまりません。そしてその痰がどんどん溜まっていって「粘液塞栓」（40ページ）を起こしたら発作はさらにおさまりにくくなります。

発作が起きたときに対症療法でとりあえず楽になったら、それからは腰をすえて「溜まった痰を出しきる努力」をしなくてはならないのです。拡張剤で気管支の収縮が取れて、排痰法で気管支の中に溜まった痰を出しきったときに、発作がほぼ完全におさまったといえるのです。

緊急受診した大発作の患者さんでも、治療を始めてとりあえず痰が出始めれば、あとは絶対に楽になっていきます。実際に**生きるか死ぬかという局面でも、痰が5～6個出るだけで一命を取り留めることも珍しくはありません。**排痰法はいざというときの自分でできる（自分しかできない）頼みの綱でもあるのです。よく練習して身に付けておく必要があります。ただし上手にできるようになるのは10歳過ぎ頃からですから、それ以下の年齢の子どもさんの場合はいろいろ工夫しなくてはなりません。

排痰法には次のような方法があります。いずれの方法を行う場合においても、気管支拡張剤や去痰剤の内服・吸入・点滴や、十分な水分補給を行って「気管支を拡げて痰を水っぽく柔らかくしておく」という下準備ができているとスムーズにできます。発作で苦しいときほど排痰が必要なのですが、強い呼吸困難があるときにはまずその呼吸困難を（できる限り）軽くしてから行います。

①咳ばらい排痰法

ライターかマッチの火をつけて、口を大きく開いたままで「ハーッ！」と一気に息を吐いて火を消してみてください。その動作が、ここでいう「咳ばらい」の基本動作です。

咳ばらい排痰法は「痰が口のほうまで上がってきて喉に絡んでいる」状態のときに絡ん

だ痰を出す方法です。お年寄りが「ハーッ！」とか「ゴホッ！」とやってから「ペッ！」と痰を出すような感じと同じです。

うまくすれば「咳ばらい一発」で「喉に絡んだ痰」を出すことができますが、これは裏を返せば、咳ばらい一発で痰が出るところまで、気管支の繊毛細胞などのクリーニングシステムが、痰を「運び上げて」くれているからなのです。

通常のぜんそく発作では、痰はいくつにも枝分かれした肺の奥のほうの、太さ数ミリ程度の気管支の中に、通常の何十倍もの量でドバッと溜まっています。そしてその部分の気管支は発作で収縮して気道狭窄を起こしています。

ここまでの厳しい状態になると、痰は容易には喉まで上がってきてはくれません。そしてそのままにしておくと「粘液塞栓」になってしまいます。この「奥のほうに溜まりかけている痰」を喉まで移動させる方法が、次でお話しする「押し出し排痰法」です。

②押し出し排痰法

押し出し排痰法はいまから40年ほど前に先代久徳が考案したものです。この排痰法の目的は、気管支の奥のほうに溜まっている痰を、咳ばらいで出すことができる「喉」まで強制的に移動させることにあります。痰を切れやすくした状態でこの方法を用いると、気管支の奥のほうの痰まで出しきることができますから、ぜんそく発作も効率よく治ります。

この排痰法には2つのステップがあります。ひとつは「気管支の奥のほうに溜まった痰を、口のほうに近い比較的太い気管支まで移動させる」やり方であり、もうひとつは「太い気管支から喉まで痰を移動させる」やり方です。

前者のやり方は、まず軽く口を開き、背筋を伸ばして腹式呼吸で息を大きく深くゆっくりと最後まで吐ききるように吐きます。このとき肩や喉に力が入ってはいけません。力を入れるのは腹式呼吸を行うお腹の筋肉だけと意識してください。息は「ハーーーーーーーーー……」という感じの「長い呼吸」で最後まで吐ききります。息を吐き始めたときには「ゼーーー」という音しかしなくても、息を吐いているうちに「ゼラッ！」とか「ゼロゼロ」というような「湿った音」がするときがあります。このときが、気管支の奥のほうに溜まっていた痰が「吐き出す息に押し出されて口のほうへ向かって動き出した」瞬間なのです。

この音がしたらさらに意識して痰を動かし続けます。動いた痰が気管支を刺激して咳き込むようなときには、冷たい水で咳を抑えたり、気管支拡張剤の吸入や点滴の助けを借りて咳を抑えます（ですから筆者らは強い呼吸困難がない場合でも「排痰のために」吸入や点滴を行うこともあります）。

この「長い呼吸」によってある程度の量の痰が太い気管支まで移動したら、次はその痰を喉まで押し出せばよいのです。このときの息の吐き方は「強く一気に最後まで」です。の咳ばらいほど一瞬ではなく、文字にすれば「ハーーーーッ！」という感じです。あとは①これで痰の動きがよければ、痰は一気に「ゴロゴロッ」と喉まで上がってきます。あとは①の咳ばらいで出してしまえばよいのです。

③強打排痰法

押し出し排痰法でも、吐き出す息の力だけでは痰が動きにくいときもあります。そのようなときには痰の動きを少しでも良くするための助けとして、「長い呼吸」や「咳ばらい」に合わせて背中や側胸部を強くたたいてやると、吐く息の力が増強されて痰はさらに出やすくなります。

背中は指を少し曲げて、手のひらでドンドンという感じでたたきますし、側胸部は両手の手のひらを開いて、パンパンと左右同時にたたいたり、軽くリズミカルに胸をたたく方法（タッピング）もあります。

マッサージ用のバイブレーターを胸に当ててその振動を利用していた患者さんもいまし

た。ご本人曰《いわ》く「痰も取れるしコリも取れるよ」とのことでした。理屈がわかりさえすればいろいろ工夫してやってみるのも良いかと思います。

④体位排痰法（図11）

この方法は古くから国際的に知られた方法です。口、気管、気管支の関係は、ちょうどケヤキの大木を逆さにしたような関係にあります。したがって枝に相当する気管支に溜まった痰は、「重力の法則」に逆らって、下のほうから上のほうへ流れ上がってこなければならないのです。これではせっかく痰が切れやすくても、なかなか出てくれません。口と気管と気管支の上下関係を、自然に立っている木と同じ関係にすれば、雨水が小枝から枝を伝い、幹にきて根本に到達するように、痰は気管支先端から気管、口のほうへ移動しやすくなります。この原理を利用したのが体位排痰法です。

普通、寝た姿勢で、図のような姿勢をとって、痰を口に近いほうに移動させます。この際、必ず軽い咳ばらい、胸をたたくなどの方法を併用します。

この方法は、気管支の収縮が少なく痰が柔らかくて流れやすい状態のときに上手くできますから、ぜんそくよりは慢性気管支炎とか気管支拡張症などでよく行われています。ぜんそくでは、47ページでお話しした「湿ったぜんそく」のときの排痰に役に立ちます。

（図11）　体位排痰法

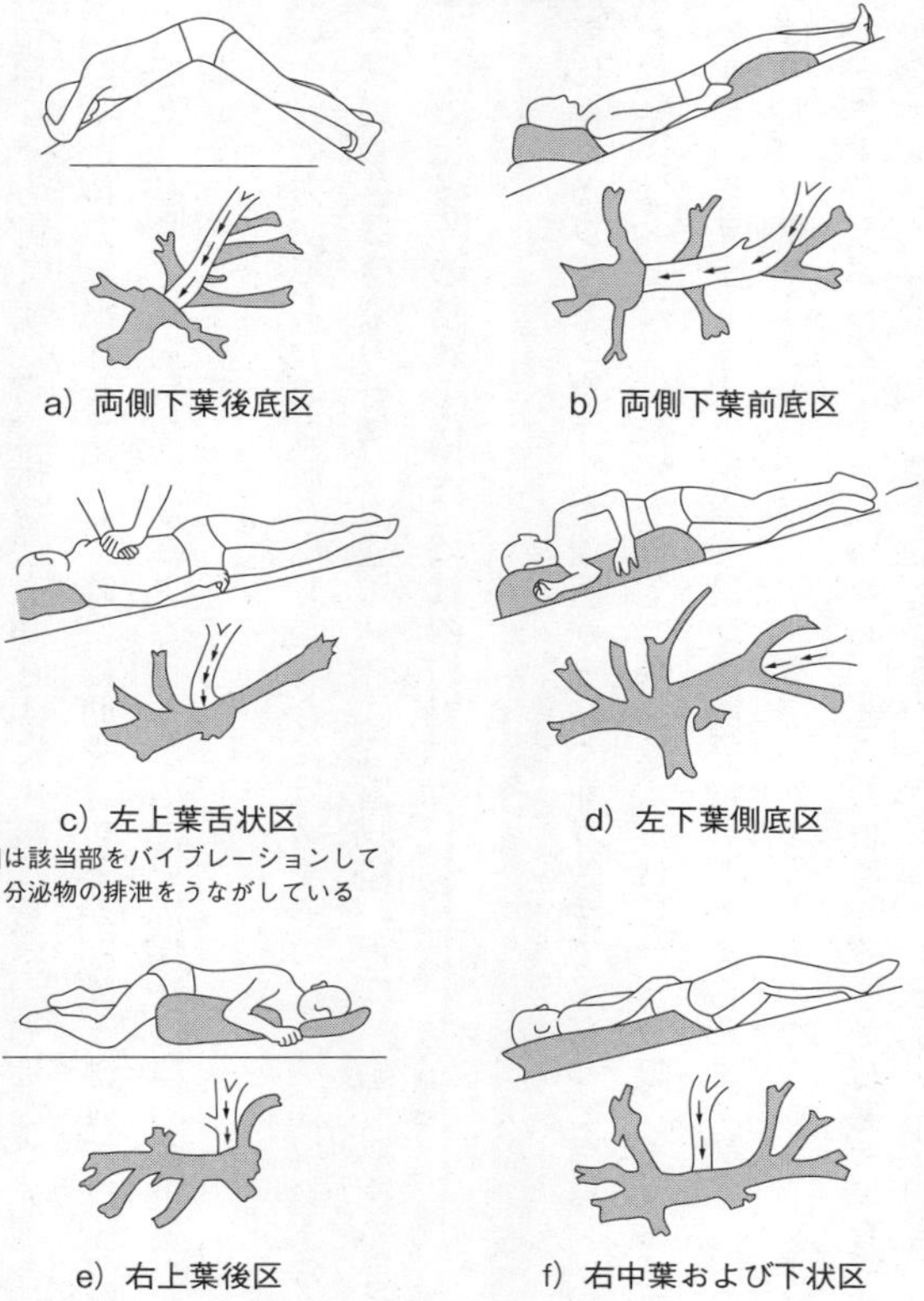

病巣の部位と体位ドレナージのポジション（Youngら）
（佐竹辰夫："閉塞性肺疾患の治療指針―慢性肺気腫"「閉塞性肺疾患とその治療」、日本臨牀社より）

咳は結構な重労働ですから、排痰法を知らずに「咳ばらい」ではなく「咳き込んで」痰を出していると体力を消耗しますし、時には肋骨骨折とか胸膜が破れて皮下気腫などを起こすこともあります。対症療法を効率よく行うためにも排痰法は極めて重要なテクニックなのです。

なおいずれの方法であっても痰を出した場合には必ずその痰をチェックするようにしてください。痰の色は感染の有無、泡立ち具合は気道収縮の程度、粘液塞栓の可能性あり、などなど、痰は多くの情報を伝えてくれるのです。

4. 医者にかかるタイミング——主治医からしっかり教えてもらっておく

ぜんそく発作は「どんな場合でも自宅で乗り越えられる」とは限りません。発作と対症療法の効果は「燃え上がる火と消火手段」の関係にもたとえられます。

例えば灰皿の中でたばこの吸殻がくすぶっているようなものなら、コップ半分の水で一発消火できます。天ぷら鍋に火が入ったら、濡らした毛布ぐらいは必要になります。カーテンまで火が移ったら消火器が必要です。天井まで火が回ったらもう消火器では（素人では）対応不可能で消防隊が必要になります。

ぜんそく発作と対症療法の関係もこれと似ています。ぜんそく発作の「勢い」とか「治まりやすさ」はその発作の原因（きっかけ）によって変化します。感染と心因による発作が一番手ごわく、薬が効きにくくなることはすでにお話ししましたが、それ以外にも脱水の有無とかアレルゲンの種類（例えば１２４ページのげっ歯類など）によっても変化します。つまり同一人物に起きた発作であっても、「毎回同じ対症療法でおさまる」という保証はないのです。

発作時の対応がそのときに起きている発作を「鎮火」するのに適切であった場合には、ここでお話しした「慌てない・薬を使う・排痰」を行うことにより早ければ30分、長くても2時間以内には痰が出始めて発作は小発作（苦しくても横になれる）以下にまで落ち着きます。この場合は医者にかかる必要はありません。２時間を経過してもそこまで改善せずに不安な場合には救急受診も考えたほうがよい状況ということになります。

対症療法の最後の大切なポイントは、この「医者にかかるタイミング」です。これは、発作の強さ、病院までの所要時間、崩れやすい時間帯なども参考にして決めておかなくてはなりません。常日頃から主治医と相談しておくことが大切です。

【3】「生活療法」―ぜんそくを「治す」ための治療法

●「生活療法」は「ぜんそく征服の五原則」に沿って進めていく

生活療法を進めるに当たって筆者らはその手順を次の5つの段階に分けています。これを「ぜんそく征服の五原則」と呼んでいます。

1. ぜんそくの総合医学的な仕組みを理解する（理解）
2. 自分自身のぜんそくの原因を見つけ出す（分析）
3. 根治のための方針を立てる（立案）
4. 効果を確認しつつ生活療法を実行する（実行）
5. 再発防止のためのアフターケアを行う（仕上げ）

生活療法はこの五原則に沿って進めていきます。

五原則では「ぜんそくという病気そのものを理解」して、「自分自身のぜんそくについて分析」し、「自分のぜんそくを根治させるための作戦を立て」て、それを「実行」して、総合根本療法を「仕上げ」ていくという手順になります。

この、「理解・分析・立案・実行・仕上げ」を、抜かりなく手際よくやり遂げれば、ぜんそくを「朝日に消える朝霧のように治してしまう」ことも難しくはありません。ただしそのためには、患者さんにも治すための知識を身に付けていただかなくてはなりません。

生活療法では、患者さんに「ぜんそくの治し方を教えてあげること」が筆者らの仕事になります。そういう意味では「医者が薬・言葉が薬」なのです。次項からはいよいよ五原則のお話です。

●ぜんそく征服の五原則（その1・理解）―ぜんそくの総合医学的な仕組みを理解する

生活療法を始めるにあたっては、まずはぜんそくの総合医学的な仕組みである「総合医学説」を理解することが必要になります。これが五原則の第一段階になります。

総合医学説についてはすでに第2章の［3］を中心にお話ししてありますのでここでは簡単におさらいしておきましょう。以下の点についての理解はできているでしょうか？

ぜんそくやアトピー性皮膚炎、アレルギー体質などは、体内の「頑張るホルモン（アドレナリンとステロイド）」の働きが悪くなる（良くならない）ことにより発症する。「頑張るホルモン」は、妊娠中はあまり働いておらず、生まれたあと首がすわる頃から3～6歳にかけて働きが良くなっていく。働きを良くするためにはこの時期に「心と体の面」での頑張る生活（＝育てられ方）が必要になる。具体的には、体の面では「荒々しくイキイキ」「子どもは風の子」であり、心の面では「年齢相応に凜々しく成長」させることである。そして10歳までには「自信と大胆さ」、15歳までには「おおらかさ、朗らかさ、前向きさ」を身につけさせ、将来「見所のある青年」に成長させていけばよい。大人のぜんそくでも小児期の育てられ方が影響している。

以上が総合医学説のダイジェストともいえる基礎理論です。まだおわかりにならない点が残っていましたら第2章を読み直してみてください。

●ぜんそく征服の五原則（その2・分析）——自分自身のぜんそくの原因を見つけ出す

1．病歴調査と初診時検査

五原則の第2段階は「自分自身のぜんそくの原因を見つけ出す」作業になります。

第2章ですでにお話ししたように、ぜんそくは「心と体とアレルギー（＋気道過敏性）」の4つの原因がかかわって発症し、「5つのルート」をきっかけとして発作が現れます。

この5つのルートは「心・体・アレルギー・気道粘膜への刺激・感染」に分けられます

が、自分のぜんそくにはどのルートがかかわっているのかを分析することが「原因分析」になります。

原因分析のために最も重要なものは、患者さんの「いままでのぜんそくの経過の情報」です。これを「病歴」といいますが、原因分析のために最も役に立つ情報はこの病歴なのです。この病歴を聞き取ることを「病歴調査」といいます。

この病歴調査と初診時検査（238ページ）で原因を分析していくのですが、ここで自分のぜんそくの原因をしっかりと押さえることが大切になります。ぜんそくの原因は人それぞれ違いますから、その原因を押さえなければ治療方針を立てることができません。

病歴調査にくらべれば「アレルギーの種類と強さ」とか「発作のひどさ」「入院の回数」などは2〜3番目に大事なことにすぎません。「全身性のステロイドをどれだけ使ったのか」「リモデリングが起きているのか否か」「母親が心配性か否か（小児ぜんそく）」などは相当に大事なポイントになります。

ここでは「5つのルート」に基づいて行う病歴調査のポイントについてお話しします。

2. 病歴調査のポイント

病歴調査では次のようなポイントに沿って過去の症状を聞き取っていきます。①発病した年齢とそのときの季節、②発作の起きた時間帯・きっかけ、③発病前の「前触れ」(鼻炎・咳など)の有無、④発病前の生活の変化(入園・入学・受験・就職・転勤・結婚・出産・家族の病気・定年・配偶者の死亡など)、⑤発病後の発作は通年性かシーズン性か、⑥発作の現れる時間帯・きっかけ、⑦発作の強さ・頻度、⑧自然に改善または悪化した時期はないか、⑨あったとしたらそのときの生活の変化、⑩感染の有無(痰の色・発熱の有無)、⑪吐く息と吸う息とどちらが苦しいか、⑫家族関係・親子関係、⑬ペットの有無、⑭ぜんそく以外の持病、⑮いままでに使った薬・いま使っている薬、など。

これらのポイントに沿って病歴を聞き取りながら、頭の中で総合医学説の仕組みに沿って、5つのルートのどこに当てはまるのかを分析していきます。分析しきれない複雑な(もしくは情報不足な)病歴については、その後の治療経過の中で継続的に分析を続けていきます。

3. 原因分析（病歴調査）の一例

ここでは病歴調査の一例をお示しして解説を加えます。実際の診療の場でもこの例のように原因分析を進めていきますから、これをお読みいただければ必ずご自身の病歴整理の参考になると思います。ここでは患者さんは幼稚園年長の男児、C君という設定です。

【病歴】

①生後3ヶ月頃からしばしば夜中に鼻閉・鼻汁が現れ、夜間（寝入りばな）の咳もひどかった。日中はほぼ無症状で機嫌もよかった。熱は出ていない。

②近医（かかりつけの先生）で「風邪」と言われていたが、生後半年頃（春）から夜中と明け方の咳が強くなり咳止めを主体にした風邪薬を処方された。3歳までほとんど毎日使っていた。喘鳴はないし、熱もない。起き抜けから午前中にかけて鼻水が出ることが多かった。

③1歳頃から顔面から全身（主に体）に湿疹。わずかに赤くなりじくじくしているが痒みは強くなかった。血液検査でIgE520、卵白2、牛乳2、ダニ0、ハウスダスト0。近医でアトピー性皮膚炎といわれ、卵と牛乳を完全に除去するが改善せず、原因がわからず毎日びくびくして育てていた。

④3歳から「薬を使い続けること」が不安になり、使わないようにしたら咳が増えてきた。季節の変わり目とか梅雨時の寝入りばなや朝方、外遊びの多かった日の夜（寝て2～3時間後に30分ほど咳き込む）、温→冷の温度変化で出やすかった。母親は「疲労と寒さが風邪の原因」と考え、外出と運動を控えて厚着にさせた。暖房も28度に設定。

⑤入園後の4月頃から、夜の咳のときにゼイゼイ言うようになってきて近医でぜんそくといわれた。抗ロイコトリエン剤とホクナリンテープを処方された。母親は「たまに風邪をひくとぜんそくになる」程度に考えていた。

⑥年少の秋から寝入りばなのゼイゼイが強くなり、週1回小発作が出現。近医にてステロイド吸入療法を勧められ吸入器を購入して開始した。その後は月に1回寝入りばなに喘鳴が出る程度に落ち着いたが、週末に崩れることが多くなった。吸入ステロイドは9ヶ月続けて翌年（年中）の梅雨明けで中止。抗ロイコトリエン剤だけにした。

⑦年中の秋に弟が生まれ、母親と自宅に戻ってきた日の午後3時頃から「気持ちが悪い」と訴え始め、徐々に発作出現。午後8時頃には大発作となり緊急入院。吸入ステロイドを再開して1週間で退院となった。

⑧年長の春に転居して（幼稚園も変わった）から著しく悪化。

小〜中発作が週に1〜2回現れるようになり、寝入りばなだけではなく、日中も崩れるようになった。夜の発作は「体の中にカレンダーがあるかのように」日曜日の寝入りばなから午前2時頃に現れることが多かった（7割）が、真夏と真冬は多少落ち着いていた。春、秋、雨の前、台風の前、などは崩れやすく、大声で笑う、はしゃぐ、などでも崩れることがあった。冬でも熱が出るとひどくなりやすく、熱を出したときには3回入院している。

⑨血液検査ではダニ6、ハウスダスト6、猫4、犬3、スギ0、卵白2、牛乳2、小麦0、大豆0、米0。

⑩ステロイドの吸入を続けてもあまり効果はなく、主治医から「この子は気管支が弱くて細いから発作になる」といわれていた母親は、不安のためわずかな咳でも本人の背中に耳を当てて呼吸音を聞くような行動をとるようになってしまった。

発作時には（吸入ステロイドに追加して）インタール＋メプチンを自宅で吸入するようにしたが、症状がおさまって吸入器を片付けると発作が再発するようになった。この頃からは曜日に関係なく、目に見えるところに吸入器が置いてあるうちは大丈夫だが、押入れにしまうと発作が出るようになってきた。

【解説】

①この夜中の症状は、風邪ではなくぜんそくの始まりの呼吸器症状（反覆性体質性呼吸器症候群）です。日中は無症状、しばしば症状が現れるが熱はない、機嫌も良いなどの点からいわゆる「感染性の風邪」ではありません。

②近医の風邪との診断は厳密には誤診です。しかし内科や小児科の先生であっても「ほんとうの専門」がぜんそくとかアレルギーの先生でなければ、この時点での正しい診断は困難なことが多いものです。風邪といわれたことで（多分それまでも神経質な育て方だったはずですが）母親の神経質な育て方（安静と厚着の励行）がさらに強まったと推測されます。その結果として症状はさらに進行して風邪薬を使い続けてもおさまらない「反覆性」の症状になってきています。

③この湿疹は多分厚着によるあせも性の変化です。厚着によって汗ばんだ皮膚が軽くふやけて、手や服でこすれることにより炎症を起こして赤くなることはしばしばあります。アトピー性皮膚炎ではありませんから痒みは発生しません（痒みはアトピー性皮膚炎の必須症状です）し、たまたま軽い食物アレルギーはあったようですが、あせも性の湿疹とは無関係です。ですからいくら卵や牛乳を除去しても症状は改善しません。

④③からも推測される、母親の「寒いと風邪をひく」と信じ込み「安静と厚着を好む」育て方が継続している状態で、「症状を抑えるための薬」を中止すれば悪化することは当然です。さらには最もぜんそくが発症しやすい３歳頃を迎え、症状は「季節の変わり目、梅雨時、寝入りばな、朝方」など典型化してきています。「外遊びが多かった日の夜」に崩れやすいのは、心理的な要因が出てきた可能性があります。楽しい１日が終わって、祭りの後の寂しさのように「気が抜けた」ための症状の可能性もあります。「温↓冷の温度変化」で出やすいのも、温度変化が悪いのではなく「鍛え方不足で温度変化についていけない自律神経」に問題があります。

ですからこの時点で薄着とか外遊び、冷水浴などの鍛錬を取り入れれば症状は改善していったはずです。「疲労と寒さが風邪の原因と考え、外出と運動を控えて厚着にさせた。暖房も28度に設定」という対応は、この時点での最悪の対応であり反覆性体質性呼吸器症候群からぜんそくへの進行を強く推進します。この時点でも風邪と診断する医師がいたとしたら、それは残念ながら明らかな誤診といわざるを得ません。

⑤入園は心理的な発症因子の上位に位置します。典型的なパターンの一つでぜんそくが発症したといえます。

⑥ぜんそくと診断されても鍛錬などの適切な生活指導がなされていないため、本人の生活習慣に変化はなく、本人のぜんそくが「すくすくと成長を続けている」状況です。ガイドラインに沿った「身体医学的な、症状を抑えるための治療」であるステロイド吸入療法が開始され、目先の症状は落ち着きましたが、ぜんそくは本人の中に潜んで着実に成長を続けています。

週末に崩れることが多くなったことから、心理的な要因が絡み始めたことがわかります。そしてその心理的要因は吸入ステロイドの効果を打ち消し始めていますから、極めてよくない徴候です。

心理的な影響の内容についてはこの時点では正確には分析できませんが、何らかの形で本人の不安が増す形になっているはずです。「風邪からぜんそくになってしまって、悪くなる一方で治る気配はなく、吸入ステロイドまでを使い始めてしまった。この先どうなるのだろうか?」というような母親の不安や、「週末は病院が休みになる」などという家族の不安に反応している可能性は否定できません。

⑦「弟・妹が生まれる」という生活（気分）の変化は、心理的な発症因子のトップです。ここまでどんぴしゃりと当日に崩れることは多くはありませんが、「親の愛情を奪われ

る」という「分離不安」に基づく「赤ちゃん返り的な反応」ですから、3歳児にしては甘えが強いのではないか？　と推測されます。71ページでも述べたように「3歳を過ぎたら甘えるよりも頑張ってほめられることを好む子」にしておくことが好ましいのですが、それができていなかった可能性が高いと推測されます。

⑧転居して幼稚園も変わるという本人にとっては激変ともいえる環境の変化が、「最後の一押し」をしてC君のぜんそくは完成しました。

「小～中発作が週に1～2回現れる」ような重症ぜんそくであり、「まるで体の中に時計があるかのように」、「寝入りばな、午前2時」に崩れるのも、「春、秋、雨の前、台風の前の悪化」、「真夏と真冬の軽症化」も「体のコース」といえます。「体の中にカレンダーがあるかのように日曜日の寝入りばなに悪化」するうちの、「日曜日の悪化」は明らかに「心のルート」です。「大声で笑う、はしゃぐ」は気道過敏性に対する「刺激」であり、「真冬でも熱をともなう風邪をひくとひどくなりやすく、3回入院」は「感染」による悪化ということになります。

⑨注目すべきは⑧のように症状が出揃っていても、特定の食物とかペットに接することによる悪化はなく、さらには「布団の上で暴れる、ソファの上で暴れる、ぬいぐるみで遊

ぶ、掃除中の部屋に入っての悪化」などの「ホコリやダニの吸引による悪化」が認められないことです。C君ではアレルギーによる発作の出現は認められていないのです。血液検査ではダニやハウスダストが「スコア6（最高値）」という結果ですが、これらのアレルギーは症状とは強くは結びついていません。ですから「アレルギー対策を治療の最優先にする必要性は微塵《みじん》もない」といえます。空気清浄機も防ダニ布団も布団の丸洗いも毎日の懸命な掃除もC君にはそれほど必要ではありません。

⑩医師の不用意な発言が母親の不安のツボにはまり、母親はノイローゼ寸前までの不安状態に陥ってしまいました。その不安が本人にも伝播《でんぱ》し、本人は「心理的な薬物依存状態」に至っています。これは明らかな「医原性の悪化」です。入学前にここまでの状態に至った場合には自然治癒は相当に困難になります。本格的な総合医学的な治療が必要になります。

4．複雑な組み合わせの発作をチェックする

心と体とアレルギーなどが「単一」でかかわる発作の原因分析は比較的容易ですが、複数のルートがかかわると病歴聴取だけでは分析しきれないこともあります。このようなと

きはあれこれ条件を変えたり設定したりしながら原因分析を進めていくことになります。

たとえば「母親の実家に里帰りすると寝入りばなに発作が起きる。実家には室内犬がいて、使う布団はしまってあった客用布団」などという場合には、「母親の実家」という「心」、「寝入りばな」の「体」、「室内犬」「しまってあった布団」という「アレルギー」の関与を疑わなくてはなりません。確認のためにはいろいろテストをすることになります。

実家について「すぐ」に発作が現れるならば犬アレルギーも考えますが、そうではなさそうですから犬は関係ないかもしれません。血液検査での犬アレルギーの有無とか、普段の生活での犬の影響を聞き取ることで見当をつけていきます。「布団」についてはあれこれ考える必要はありません。しまったままの状態で布団パックか何かに入れて自宅に持ち帰りその布団で寝てみればいいのです。それで（できれば数回繰り返して）発作が起こらなければ布団は無罪ということになります。「母親の実家」という心理的因子をチェックするためには少し大掛かりですが、「実家のご両親が旅行に行くときに（またはあえて旅行にお出かけいただいて）里帰りのときの顔ぶれで『留守番』に行く」などということもしてみます。心理的な因子がかかわると第2章の［5］［7］［8］などでも述べたように「微妙で複雑」な症状を示すことも珍しくありませんから、その場合にはあれやこれやと工夫して原因を分析しなくてはならないのです。

さまざまなパターンの発作に対する詳しい原因分析の手順については、先代久徳著の「自分で治せる……」(27)で詳しく説明されていますから、関心がおありの方はそちらを参考にしてください。

5. 特殊なタイプのぜんそくもチェックしておく

ぜんそくの中には、ガイドラインや総合医学説の想定から外れたやや特殊な症状を示すものもあります。いずれの疾患でも組織障害性を持つ好酸球（189ページ）が関与しているのが特徴です。通常の対症療法ではコントロールが困難なので、difficult asthma（難しいぜんそく）とも呼ばれます。これらのタイプのぜんそくでは総合根本療法の効果も限定的なものになりますから、病歴調査のときにその存在を確認しておかなくてはなりません。代表的なものに次の三つの疾患があります。

①アスピリンぜんそく：30歳台以降に発症しやすい後天的な過敏体質で、好酸球性鼻茸副鼻腔炎・アスピリン（鎮痛解熱剤）過敏性・慢性ぜんそくを主症状とします。成人ぜんそくの10％程度を占め、男性よりも女性に多く（1・5～2倍）認められますが遺伝は

かかわらないようです。風邪のような症状に続いて好酸球性の副鼻腔炎になり、数年後に慢性ぜんそくを発症します。好酸球とロイコトリエンがかかわる特殊なタイプの薬物過敏症と考えられています。

②Churg-Strauss症候群：チャグストラウス症候群と呼ばれるぜんそく関連の疾患です。この疾患にも好酸球がかかわっています。数年以上にわたるぜんそくや副鼻腔炎の経過中に、比較的突然に発熱や血管炎や神経炎、消化管出血などが起こります。血液中の好酸球は増加し、血管の周りでは好酸球による炎症が起きています。吸入ステロイドの使用などにより全身性のステロイドの使用量が減少したときに引き起こされるのでは？と考えられています。

③アレルギー性肺アスペルギルス症：ぜんそくの経過中にアスペルギルス（117ページ）というカビが肺に感染して気管支の中で増殖し、そのカビが抗原になってアレルギー反応が起こります。血液中の好酸球は増加し、カビや好酸球の固まった痰が気管支に詰まって粘液塞栓を起こし呼吸困難を引き起こします。さらに進行すると気管支拡張症や肺繊維症などに至り、肺が破壊されることもあります。

6. 初診時検査

初診時には、尿検査、血液検査（一般検査・アレルギー検査）、喀痰《かくたん》もしくは鼻汁の好酸球検査、フローボリュームまたはピークフロー検査（簡単な呼吸機能検査）、胸部レントゲン撮影は必ず行います。その他必要に応じて、精密な肺機能検査であるスパイロアナライザー、胸部ＣＴ撮影による肺気腫の合併とかリモデリングのチェック、全身性ステロイドの使用歴がある患者さんでは副腎機能検査（ＡＣＴＨラピッドテスト）、呼吸不全や過呼吸の合併が疑われるときには動脈血ガス分析、気道過敏性の検査としての運動負荷テスト、心因の関与が考えられるときには各種心理検査などの検査も行います。医師の指示に従って検査を進めてください。

生活療法を進めるためには、一人ひとりの患者さんに対して、以上のようなやり方で病歴調査と初診時検査を行い、原因分析を進めていくことになります。そしてこの情報を基にして生活療法の進め方を考えていきます。それがこの次にお話しする、五原則の第三段階である「根治のための方針を立てる」ための「立案」になります。

●ぜんそく征服の五原則（その３・立案）――根治のための方針を立てる

患者さんの病歴を聞きながら、初診時検査のデータも参考にして、筆者らは「総合医学説に基づいた原因分析」を行い、「治しやすいか治しにくいか」「全治のための方針」「今後必要な検査」「対症療法の方針」「生活療法の指導のポイント」などを考え治療方針を立てていきます。**五原則のいちばんの要《かなめ》ともいえる最も重要な部分**になります。

ここからは、この五原則の第三段階である「立案」についてお話しします。

1．自分自身の原因に合わせた「オーダーメイド」の治療プランを立てていく

病歴調査と初診時検査が順調に進んだ場合には、病歴調査が終わった時点で「あなたのぜんそくの原因は完全にわかりました。ですからこうすれば治りますよ」と言いきることも不可能ではありません。逆に「病歴がはっきりしない」とか、「病歴がまったくわからない」というような場合には、とりあえずわかった範囲内で治療計画を立案していくことになります。

対症療法と並行して生活療法の方針を立てていきます。鍛練療法、心理療法、カウンセリング、家族（親子）関係の調整、育児指導、アレルギー対策などのメニューのうち、何

が必要で何が必要でないかを検討して、その人の分析結果に応じた「オーダーメイド」の治療プランを立てていきます。本章［1］でお話しした「基礎治療としてのアレルギー対策」についてもここで方針を決めることになります。

ぜんそくは4つの原因がかかわって発症し、「5つのルート」をきっかけにして発作が現れることはすでに第2章の［3］［4］で、お話ししてあります。

ここからは「5つのルート別」に生活療法のポイントをお話ししていきます。第2章の図5、図7も参照してください。なお図5は子ども用に書かれていますが、大人も子どももぜんそくの基本的な仕組みは同じです。

2.「心のルート」が原因になっている場合

第2章の［7］［8］などでお話ししたように、ぜんそくの原因でいちばん強い影響力を持つのは、「心理的要因」です。心理面の問題は、目先の発作だけではなく、ぜんそくの発症とか重症難治化などの原因にもなりうるほど影響力が大きいのです。

ですからこの問題に手をつけずに体やアレルギーの治療を行っても効果が現れないことは珍しくありませんし、逆に心因への対応がうまくいけば、体やアレルギー面の治療を多少サボったとしても良い結果になることも珍しくありません。

ぜんそくにおいては**「体は心の召使い」**の面がとても強いのです。ここではぜんそくの心因への対応法について、子どもと大人に分けてお話しします。

①子どもの場合

⑴年齢相応の「たくましさ」を目指す

子どもの心因の特徴は、その内容が、第2章［7］でお話ししたような「不安」、「不満」、「無気力」であることがほとんどを占めることです。その理由は子どもの心理は大人ほど分化しておらず、ある意味無邪気で単純でもあるからです。そのため、子どもへの心理療法は、大人のような本格的なものが必要になることはまずありません。特に10歳以前ではまれです。

子どもの場合は、第2章［2］でお話ししたように、年齢相応に凜々《りり》しく、たくましく、立派に成長していくことが、極めて有効な心理療法になります。

「そんな雲を掴むようなことを言われてもよくわからない——」と思われる方も少なくはないでしょうから、ここで年齢に応じた具体例について三点ほどお話ししましょう。いずれも筆者らが日常の診察の中で「これぐらいはできるようになりましょう」と指導している内容です。

第一には「3歳になったら一人で椅子に座って診察が受けられる」ことです。「甘えるより頑張ることを好む子」にしたいのです。

そのような理由で、筆者の診察室では3歳になった子どもは一人で診察椅子に座って診察を受けます。「調子はどうですか?」と尋ねると「元気です」とか「少し咳が出る」と答えてくれます。これは親が前もって「こう答えるのよ」と教えているからです。そして自分で服を持ち上げて聴診を受けて診察終了。その後カルテを隣の事務室まで運んでくれて「終わりました」と言って職員に渡してくれます。そしてニコニコ笑顔で(時には「ウキィー!」と叫びながら)スキップで母親の元に戻っていきます。

初診時からここまでやれる子はほとんどいませんが、目的を説明してお母さんにも協力してもらい、診察のたびに指導していけば喜んでやってくれるようになります。3歳児にはここまでの力が備わっているのです。初めはおずおずとしていた子でも、自信がついてやる気になってくるとスキップが始まります。この状態になるとぜんそくも目に見えてよくなってきますから、家族の治療意欲も充実してきます。診察そのものが生活療法として機能するのです。

次の目安は小学3年生（10歳頃）です。この頃になったら、「日本中どこからでも一人で久徳クリニックまで通院できる」ことを目指します。「大胆と自信」を培うことが目的です。シンガポールから通った中学生もいます。当院ホームページの体験談なども参考にしてください（☞121号「初めての体験」、170号「お便り紹介」）。

そして、15歳になったときには「あなたも大人になったね」といってやれるような、凛々しい腕白・おてんばに成長していることを目指せばよいのです。

⑵親が「年上」の役割を果たす

71ページからでもお話ししたように、子どもは年上に引っ張られて「勇気とか度胸とか凛々しさ」を覚えていきます。この機能が充実していた時代は子どものぜんそくは自然治癒しやすかったのです。

ですから、「年齢相応のたくましさを伸ばす」という形の心理療法を現在のわが国で効率よくやり遂げるためには、小児ぜんそくが自然治癒しやすかった頃の子どもたちの生活環境（特に心理的な面に配慮した）を、「わが家に再現すればよい」ということになります。

具体的には、「夫婦・家族・近所が仲良く気があっている」「笑顔と会話と優しい気持ち」「明るく活動的でにぎやか」「ぬかりなく手際が良い」「大らかな子育て」などがまず大切です。

この環境の中で成長する乳幼児は自然にのびのび・はつらつとして、甘えるよりも頑張ってほめられることを好む3歳児に成長していきます。

子どもが3歳を過ぎた頃からは、「親も腕白おてんば」「ほめておだてて頑張らせる」「頓智《とんち》と芝居」などの育児態度が必要になります。これは、親が「ぜんそく抑止力としての年上の役割をやり遂げる」ということになります。これができれば子どもの心理面でのたくましさは自然に伸びていくことになります。

そして10歳を過ぎた頃からは「年齢相応に上手に頑張らせて豊かな経験を積ませる」ことにより、「自信があって大胆」な「見所のある青年」に成長させてゆけばよいのです。

この「子どもを頼もしく成長させること」が、ぜんそくの心理面での最良の予防策でもあり治療法でもあるのです。

子どものぜんそくについて、「心因のかかわりを慎重に吟味検討」しながら、この「成長と発達の時期に応じた生活指導」を「ぜんそくを改善させる方向で効率よく行う」ことが、小児ぜんそくを治す専門医の最も重要な仕事になります。

もちろん心因がかかわっていないぜんそくでは、ここまでの「強く働きかける育児指導」は必要ありません。

②大人の場合

⑴子どもよりもはるかに複雑に性格がかかわるようになる

子どものぜんそくに比べると大人の場合は、人生経験が長く人間関係の軋轢《あつれき》の種類も度合いも複雑化していますから、その分だけ心の問題も複雑化します。子どもよりも大人のほうが「人生いろいろ」の度合いが高い分だけ「悩みもいろいろ」になるからです。

特に心理的な問題が性格に組み込まれて一体化してしまった場合には、その解決には「悟り」のレベルでの変容が必要になりますから、専門的なカウンセリングを強力に実施してもなかなか改善には向かわないという事態も起こりえます。これはぜんそくのみならず、高血圧とか糖尿病、肥満やメタボリックシンドロームなどの生活習慣病に共通した現象といえます。

先代久徳の親しい研究仲間であった日大心療内科の桂戴作先生は、大人の心因にかかわる性格因子について、「情動障害をもたらす性格因子は環境に対する反応のパターンであり、患者自身がそのような反応パターンの中に常住しているからである」と述べられています(38)。

この「反応パターンの中に常住している」ということは、その反応パターンが、患者さんにとって「常に身についていて、無意識に実行していて、問題とは自覚できていない」形になっていることを示しています。

この自覚しにくい反応パターンを筆者なりにまとめてみたことがあります。大人のぜんそくでは次の4つの反応パターンが「必ずどこかで」かかわっているようです。

●後向き発想で何でも悪く考える
●思い込んだら命がけで、言い出したら聞かない
●簡単なことでもかえって難しく考える「こだわりやすさ」が強い
●たとえ自分が損をするとわかっていても「いやなものはいやです」と融通がきかない

そうであれば、これらの性格傾向の逆を心がけることが、ぜんそくの心因への基本対策になります。

「困っても悩まない、できれば楽しむ」「苦労を苦労と思わない」「転んでもただでは起きない」などの前向きでたくましい性格傾向のほうが、ぜんそくは改善しやすくなります。戦争のような非常事態で「ピリッ」とするのではなく、毎日の生活の中で日常的でさまざまな面倒事に対して「大らか、朗らか、前向き」に接することができるように心がけることが、大人のぜんそくの心理療法の基本になります。そのためには生活の中の「張りと生きがい」が充実していることも大切になります。

⑵生活の中の心因を見つけ出す

心理療法の基本方針がわかっただけで、心因が解決してしまえばそんなラクチンなことはないのですが、ぜんそくはそれほど甘くはありません。心因との戦いが思春期以降の成人ぜんそくでは最も手ごわく最も手間のかかる作業なのです。

その理由は、第一には患者さん自身に、「悩まなくてもいいことを悩みにしてしまう」という、まったく「心理的なアレルギー反応」ともいえるような反応パターンが（必ずどこかに）備わっているからです。二番目には第3章［8］（177ページ）でお話ししたように、ぜんそくの心因には「一筋縄ではいかない複雑さ・百人百様の反応がある」からです。さらには前項の桂先生のお言葉のように「患者さん自身がストレスをストレスと認識していない」ということもあるからです。さらに極端な場合には、患者さん自身が原因となっている心因を自分自身で心の奥深く「封印」してしまって、強力にカウンセリングを行っても見つけられないこともあるのです。

大人のぜんそくの心因を見つけ出すためには、時間をかけてご本人と話をしながら、ご本人の感情の流れなどを、それこそシャーロック・ホームズのように分析して、「その人のぜんそくを作りあげている、その人独特の心の動き」を見つけ出さなくてはならないのです。そしてその原因が「見つかった」ときには重症難治性の成人ぜんそくであっても、「九回の裏逆転満塁サヨナラホームラン」のようにすぱっと治ってしまうことも珍しくありません。これが総合根本療法の醍醐味《だいごみ》でもあります。

複雑な心因について患者さんご自身で対応していくことは現実的にはなかなか困難です。その理由は、患者さんご自身が「そんなことが原因とは思えない」ようなことが心因になっているケースが多いからです。第3章のBさんでも初めて原因分析について説明されたときには、「ほんとうかいな？」と半信半疑だったのですが（200ページ）、こういうことは決して珍しくはないのです。

心因に対してご自身でも実行可能な対策は、第一には大勢の患者さんの体験談などを通して、さまざまな心因のパターンについて知ることです。そのためには、心因を克服した患者さんの体験談などが極めて役に立ちます（☞118号「千に一つの無駄もない教え」「名古屋市Mさん」、124号「人生いつも前向きに」、126号「私の学習入院体験談」、150号「和と愛と感謝」など）。

第二には、前項の「心理療法の基本」を意識して、「大らか、朗らか、前向き」を常に心がけることです。

そして時々自分自身に問いかけてみるのです。「いま自分の心はスカッと五月晴れか？」「一点の曇りもなく晴れ上がっているか？」「この面倒くさい人生を大らかに楽しめているか？」とチェックしてみて、「そうとはいえない」点があったら、そこが心因を見つけ出す突破口になりうるのです。

(3)国会議員にはぜんそくはいない？

ぜんそくは老若男女貴賤《きせん》を問わず発症する病気です。筆者の経験でも、医師とか看護師、大手メーカーの部長さん、とび職の元締め、心理学部の教授、自衛隊レンジャー部隊の曹長さん、大手広域暴力団の若頭から、宮様でもぜんそくにおなりになります。病気は人を選ばないといいますが、確かにぜんそくにもそういう面があるようです。

ところが、このタイプの人だけは何があっても絶対にぜんそくにならないという職種がありました。「少しぐらいの悩みは悩みにしないで前向きに取り組める」という堅実タイプで「大らか、朗らか、前向き」な人たちもぜんそくにはなりにくいのですが、その真逆の「腹が立つほど面の皮が厚く、鈍感」なかたちで「大らか、朗らか、前向き」な人たちです。その代表格は議員さん。なかでも国政を担う国会議員はその最たるものです。

「そんなのわかるの？　イメージじゃないの？」と思われるかもしれませんが、実はそれなりにちゃんと調べたのです。

平成7年はスギ花粉の飛散量が平年の3・7倍というトンデモナイ年でした。花粉症でパニックになる患者さんが続出しました。筆者らの東京分院である「久徳クリニック・東京」（現・オボクリニック）も花粉症の患者さんでごった返しました。その患者さんの中にたまたま国会議員の秘書さんが4名いらしたのです。図々しいかな？　とも思いながら、これ幸いと筆者はお願いしました。「国会議員さんにはぜんそくが少ないと思うんだけど、調べていただくことってお願いできますか？」と軽い気持ちで頼んでみました。すると4人とも「いいですよ、それぐらいすぐ調べますよ」とこちらが拍子抜けするくらい気楽に快諾してくれたのです。

票の見返りに次から次へと面倒な陳情を持ち込まれる彼らにしてみれば、頼まれごとのうちにも入らなかったのでしょう。あっという間に秘書仲間を通じて（国会の診療所？にまで問い合わせてくれた人もいました）調べてくれました。

そうしたら案の定、国会議員でぜんそくの人は一人もいませんでした。もっと正確にいうと比例区で当選した選挙活動をしない議員さんでは軽いぜんそくの人がいたようですが、選挙区を勝ち抜いて当選した議員さんには、彼らが調べた限りぜんそくの人は一人もいなかったのです。

当時の成人ぜんそくの有病率は4～7％程度でしたから、衆参合わせて約720人のうち30～50人くらいはぜんそくの人がいてもいいはずなのに、一人もいない！　国会議員になる人はさすがに違うわいと、思わず唸《うな》ったものです。

そういえば、「普通の人に政治家はできない。世の中の情勢が変わってきたらそれに合わせてころっと方針を変えるなんて自分には無理」といって、平成12年に国会議員を引退した議員さんが愛知県にいました。昨日言ったことと今日言ったことがころっと変わっていても何のためらいも羞恥心もなくへっちゃらな人、毎年3万人近くが自殺して生活保護費も減額されるという、貧困層の切り捨てをしておいて「景気は回復しています！」と平気で言える人、毎日何百トンもの放射能汚染水が漏れ出して、地球全体を汚染し続けているのに、「原発事故は収束した」などと平気で言える人たちはぜんそくにはなれないということになります。

ですから、ときどき冗談半分で患者さんに言うことがあります。「町会議員か市会議員でもやってみてはいかがですか？　二期も務められればぜんそくも治っていると思いますよ」と。

3.「体のルート」が原因になっている場合——頑張るホルモンの働きを改善する

身体的な不安定さがぜんそくの原因になっている場合には、体を鍛えること、すなわち「鍛錬」が根本的な対策になります。心の問題への対応が、複雑で一筋縄でいかず、百人百様の対応が求められるのに比べれば、体への対策は極めて簡単です。しかしこの鍛錬は、105ページのデータからもわかるように、ぜんそくの患者さんの9割までで必要になるのです。

鍛錬は、①厳しい鍛錬、②生活の中の鍛錬、③生活そのものを活動的にすること、などに分けられます。

①厳しい鍛錬

「厳しい鍛錬」とは、「冷水浴」と「少し息切れがして汗ばむ程度の運動」をいいます。「厳しい」と言ってもせいぜいこの程度でよいのです。

冷水浴は1日2回（朝夕）、手桶5～6杯の水をかぶってください。

冷水浴をすると、冷たい刺激が皮膚を鍛え、連動して呼吸器の粘膜も強くなります。昔でいうところの「子どもは風の子」「寒さで鍛える」です。

冷たい刺激は脳にも伝わり、交感神経を緊張させ、副腎の働きをよくします（132ページ）。その結果、頑張るホルモンの働きがよくなります。これは寒い冬にぜんそくが軽くなりやすいのと同じ理屈です。

冷水浴は1日2回が理想ですが、1日1回風呂上がりだけでもかまいません。風呂上がりに手桶に水をくんでバシャッと5～6杯かぶる。それだけです。ただし水をかぶったあとお湯に入りなおしてはいけません。水は頭からかぶらなくても首から下だけでOKです。水温は15度程度。手を入れて冷たく感じる程度でよく、真冬はお湯を加えて温度調節してもかまいません。水垢離《ごり》ではありませんから、身を切るような冷たい水を浴びる必要はないのです。

よく「シャワーでもいいですか?」と質問されますが、シャワーはお勧めしません。手桶の水かぶりはバシャッと一瞬で全身を濡らしますが、シャワーは水滴が体にかかるので、冷たく感じる割には全身を一気に冷やす効果が低いのです。もちろんシャワーでもまったくやらないよりはやったほうが良いのですが、どうせやるなら手桶でどうぞとお勧めしています。なお狭心症、高血圧などの「寒さは禁物」という持病がある場合は、必ず主治医の先生と相談してください。

運動は、「少し息切れがして汗ばむ程度の運動」を1日1回以上、1回20分以上行ってください。運動の種類は何でも良いのですが、いちばん手軽で簡単なのは早足歩きやジョギングです。筋力や瞬発力をつける腕立て伏せや腹筋などはそれほど必要ではありません。筋力よりも持久力優先と考えてください。

運動の強さは「少し息切れがする程度」で十分です。会話もしづらいほどのペースで走るような必要はありませんが、「息切れしないペースで1時間歩く」程度では、ぜんそくの鍛錬としては強度が足らないことになります。

そして運動は究極の「冷え性・寒がり」対策にもなります。人間の体温の４割は筋肉から作り出され、筋肉の７割は下半身にありますから、ジョギングなどの運動で下半身を鍛えることは冷え性対策として抜群の効果があるのです。

患者さんにうかがうと、朝夕のスロージョギングと風呂上がりの冷水浴を日課としている方が多く、どうもそのパターンがいちばん続けやすいようです。

②生活の中の鍛錬

厳しい鍛錬で１日数回体を鍛えても、残りの時間をごろごろぬくぬくと過ごしていては、鍛錬の効果も帳消しになってしまいます。そうならないようにするためには、「厳しい鍛錬」の趣旨を意識して毎日の生活の中に取り入れる工夫も必要になります。

子どもの場合のいちばんのお勧めは「薄着」です。真冬でも半ズボンで何の問題もありません。女の子ならオーバーパンツにスカートにハイソックスです。上は半袖か長袖の綿のＴシャツに長袖のフリースかちょっと厚手のトレーナー。これにベストを羽織る。このベストだけは保温性のよいものにしてあげてください。そして北風吹き荒れるようなものすごく寒い日は、ウインドブレーカーかジャンパーを着用――。これが基本です。長ズボンや保温性のあるタイツなどを子どもたちに着せるのは「怖い」と感じられるような親になるとよいのです。冬の最低気温がマイナス5度未満の地域なら十分実行できます。

「6歳以下はペンギンと思え」。これは筆者がお母さんたちに話す決まり文句の一つです。第2章でもお話ししたように皮膚と気管支は「生まれてから鍛えられる」のであり、そのための大切な刺激が寒さなのです。ですから子どもはペンギンと同じで「寒く育てないと体調を崩す」生き物なのです。特に2歳未満は背丈も同じくらいだし、歩き方もよちよちしてますでしょ？

久徳クリニックには「薄着軍団」がいます。通院している子どもたちの中で、冬でも夏と同じぐらいの服装で頑張っている子どもたちです。筆者はお母さんから許可をもらって、その子たちの薄着の写真を撮って診察室のパソコンに保存し、薄着の参考資料として使わせてもらっています。この薄着軍団のお母さんたちの名言をご紹介しましょう。「先生、薄着にしたら凄いです！　あの子と寝ると暖かくってまるで人間湯たんぽみたい」「毎年冬は霜焼けだらけですけど、霜焼けはできても咳も風邪もありません」「家族全員冷水浴をしていますが、ほんとうに誰も風邪をひかなくなりました」「先生うちの子ぜんそくなのに、インフルエンザで学校閉鎖になってもピンピンしてます……」。

薄着のほかのもう一つのお勧めは、冬でも暖房を使わない、もしくはエアコンなどの全室暖房よりはコタツとかホットカーペットなどの局所暖房にすることです。これも冬の最低気温がマイナス5度未満の地域であれば十分に可能です。室温は16度もあれば子どもには十分ですから、冬でも少し窓を開けて寝るぐらいの生活でもいいのです。木造で隙間《すきま》風の多い住居が普通だった頃のほうがぜんそくは少なかったことを忘れてはいけません。筆者も自宅の部屋では冷房も暖房も使わずにすごしています（ただし近年の夏の暑さは尋常ではありませんから、夏の熱中症には十分注意してください）。

③生活そのものを意欲的、活動的なものにする

頑張るホルモンの働きをよくするには、冷水浴や薄着、運動などの鍛錬を、毎日の生活習慣の中に上手に組み入れて、生活そのものを意欲的・活動的なものにすることも良い方法です。

頑張るホルモンは「闘争と逃走のホルモン」とか「火事場の馬鹿力のホルモン」などともいわれ、「活動的なこと、大胆なこと、血湧き肉躍ること」などで働きがよくなること

が知られています。「戦争に行くとぜんそくの発作がおさまる」というのはその究極の姿です（第2章［12］）。ですから、毎日の生活そのものが「寒さと活動性に満ちている」ようになることは頑張るホルモンの働きを極めてよくしてくれます。

そのための好ましいパターンは、子どもであれば、244ページでお話ししたように「親が腕白おてんば」で「荒々しくイキイキ」とした扱いを心がけることです。極端なように思われるかもしれませんが、「親と一緒に暮らしていると自然にイキイキはつらつとした生活になってしまう」という状態で暮らしている子どもは「その親と暮らしている限り絶対にぜんそくにはならない」といえるからです。

ですから親もいろいろ工夫して努力して、「頓智と芝居」で、「寒さに親しむ荒々しくイキイキとした生活」を子どもたちにプレゼントしてやればよいのです。

たとえば、親子でテレビゲームのような「指先だけの局所運動」に興じるよりは、「アルプス1万尺」とか「手たたき」のような機敏性を増す手遊びのほうが好ましいといえますし、「朝、雪が積もっていたら、学校に行く前に必ず親子で雪合戦をして雪ダルマを作ってから登校する」とか「冬の寒い日には車を使わずに外出して上着がなくてもどれだけ寒さに耐えられるか競争する」「息が白くならないのに寒いといったら罰ゲーム」「暇があったら蚊に喰われようが外で遊ぶ」「1日に1回は思いっきり大声を出すか思いっきり力を出す」などなど、その気になればやれることはいくらでもあります（ただし親は体力的にはキツイです）。

そしてこのような「ぜんそくを遠ざける生活習慣」がわが家の「家風」として定着して、「寒いのって気持ちいいよね」「外遊び大好き！　楽しい！」「天気がいいのに部屋の中にいるなんて不健康だよね！」「朝、雪が積もっていたら雪合戦するのが日本の常識でしょ？」というような子どもに育っていけば、毎日の生活そのものがぜんそくを予防する理想的な生活療法になっているといえます。

大人の場合も基本的な考え方は同じです。張りと生きがいが充実していて、寒がりでなく活動的な生活を心がけましょう。このあと本書の最後でもお話ししますが、ぜんそくは「野性を失う」と悪化しやすいのです。

4．「アレルギーのルート」が原因になっている場合——的外れの治療にならないように必要性を見極める

これまで何度も述べてきたように、アレルギーだけが原因のぜんそくは極めてまれで

す。アレルギーは心因などと比較すれば「うっとうしいが大した問題ではない」という程度の問題であることも多いのです。そういう意味では現在の小児ぜんそくの治療現場ではアレルギーが過剰に重要視されています。アレルギーマニアの評論家のような「専門家」が多くなりすぎたと筆者は考えています。すでにお話ししてきたように、ダニやハウスダストのアレルギーは「アレルギーがあれば必ず症状に結びつく」わけではありません。この点を冷静に見極めておかないと的外れな治療になりかねませんから注意が必要です。

血液検査でアレルギーがあることが確認されて、「病歴調査からもそのアレルギーが症状に結びついていることが疑われるか確認された場合」には、アレルギー対策が必要になります。

アレルギー対策としては、①抗原の除去・回避、②減感作療法、③抗アレルギー剤の投与、などが行われます。

①抗原の除去・回避を行う

アレルギーが原因になっている場合の最も確実な対応法は、原因アレルゲンを完全に取り除くことです。「完全除去」といいます。

ソバぜんそくとか、125ページのリスが原因だったような場合にはこの方法がお勧めです。大した苦労なく完全に取り除けるのなら最も簡単で効果的な対応法です。しかしこの方法では「治った」ことにはなりません。

ダニやホコリなど、完全に取り除くことが困難なものの場合は、極力減少させる努力はするべきですがこれにも限界はあります。いくら自宅でダニやホコリを減少させても、自宅以外ではダニやホコリは蔓延《まんえん》しているからです。ですから、筆者らは家庭でのダニやホコリについての対策は次に述べる程度の内容を指導しています。

(1)家具はホコリを含みにくいものにする

家具は凹凸の少ない、シンプルな構造だとホコリが溜まりにくく掃除もしやすくなります。カーテン、ソファなどもホコリを含みにくい素材のものがお勧めです。じゅうたん、カーペットは避けてフローリングがベストです。またなるべく家具を少なくしてホコリの溜まりやすい場所を減らすのも一つの対策になります。ぬいぐるみは置かないほうがよいのですが、置くのであれば、水洗いできるものにしてください。

(2)掃除はこまめにする

ホコリが古くなると複雑な抗原性を持つ可能性がありますから（117ページ）ホコリ

は新しいうちに取り去るほうが賢明です。最低でも3~4日に1回ぐらいは掃除をしてください。掃除機をかけてもいいのですが、窓を開けて風通しをよくしてホウキで掃きだすのも手軽です。畳でも週に2~3回以上の掃除を継続すると数ヶ月でフローリングなみにダニの抗原量が低下することがわかっています。掃除には1平方メートル当たり20秒以上かけて掃除機をかけることが推奨されています。掃除機は特別なものでなくても普通の家庭用のもので十分です。吸引力より掃除の頻度のほうが大切なのです。

(3)古いホコリに注意

日頃、掃除をきちんとやっていれば、自宅で古いホコリを吸い込むリスクはそれほど高くはなくなります。ただし、大掃除とか衣替え、家の増改築などで、古いホコリが舞い上がる可能性があるときは吸い込まないように注意してください。まったく別件ですが、運動会などのときのグランドの「砂ボコリ」は同じ「ホコリ」と呼ばれていてもハウスダストとはまったく別物で抗原性は持っていません。混同して神経質にならないようにしてください。

(4)衣類や寝具はなるべく水洗いできるものにする

ホコリの抗原は水溶性で、水洗いすると溶けて流れてしまいます。ですから衣類や寝具はできるだけ水洗いできるものにしてください。たとえば布団カバーであれば「週1回以上丸洗いして、週に3回以上掃除機をかける」ことを半年続ければ、ダニ抗原量は「かなり」減少するとされています。

(5)暖房は控えめに風通しよく

ダニもカビも、温度は25度前後、湿度75％程度で最もよく発育します。ですから253ページの「生活の中の鍛錬」でお話ししたように室温を低く保ち、常に外気を取り入れて換気をよくすることは、遠回りですがアレルギー対策になります。

②減感作療法を行う

減感作療法とは、アレルギーの根本療法です。

アレルギーが症状に結びついていると断定できる場合には、減感作療法はアレルギーの「優先的治療」になります。スギ花粉症で減感作療法が「根治療法」と位置づけされているのはそのためです。ダニやハウスダストのアレルギーがあっても、病歴から「直接症状に結びついていると断定できない」ような場合には、優先治療ではなく「基礎治療」として減感作療法を行います。その理由は第2章［8］でお話ししたように、心と体の問題がアレルギーの症状を覆い隠している可能性もあるからです。

減感作療法には抗原のエキスを繰り返し注射する方法と、抗原の食物をごく少量から始め、毎日少しずつ増やしながら食べていく方法（経口的減感作療法）の二つがあります。前者は主にダニやスギ花粉、犬や猫などの吸入性抗原やハチの毒などに用いられ、後者は牛乳、卵白、小麦などの食餌性抗原に用いられます。

注射による方法では、治療開始時には、原液を一千万分の一程度に薄めたものを用い、毎回抗原量を増やしながら注射を続けます。注射の間隔は、標準的な方法では週2回ですが、筆者らは生活療法も併用するという前提で週1回にしています。注射を繰り返してエキスの濃度が十分に濃くなったら「維持量」として、それ以降は量を増やさずに注射の間隔を2週間から1ヶ月にして2〜3年続けます。

注射に用いるエキスは、たとえばダニやハウスダストであれば、第2章の［9］のような理由から「自宅のホコリから作ったエキス」が最良なのですが、法律上それができませんので、治療用に製造されたハウスダストのエキスを使います。ダニそのものの治療エキス（コナヒョウヒダニとヤケヒョウヒダニ）を米国から取り寄せて注射している先生もいらっしゃるようです。

経口的減感作療法は、第2章［10］でもお話ししたように、わが国では昭和30年代から中川俊二先生、桂戴作先生、先代久徳らにより研究が始められています。具体的には、原因となっている食物（抗原）をごく少量から開始し、毎日30～50％ずつ増やして食べさせていきます。日常的な摂取量まで食べられるようになったら、その後はなるべく毎日普通に食べ続けます。経口的減感作療法の成功率を高めるコツは、第2章でお話ししたような「心理的な条件」の調整を「下準備」として行っておくことです。

減感作療法の効果は、ぜんそくでは有効率70～90％、スギ花粉症では70～80％、蜂アレルギーでは95％まではショックを完全に予防できる、と報告されています。筆者らが実施したアトピー性皮膚炎の卵白アレルギーの経口的減感作療法では85％までの患者さんが除去不要になり、普通に食べられるようになりました（１９９５年久徳クリニック調べ）。

また減感作療法は、冷水浴と組み合わせると効果が高まります。スギ花粉症の患者さん44人で減感作療法の効果と冷水浴の関係を調べたところ、冷水浴を行っている人のほうが顕著な改善（スギ花粉の大量飛散年でもまったく無症状）が認められました（２０１２年久徳クリニック調べ）。

③抗アレルギー剤を使う

アレルギー反応は「免疫のバランスが乱れてTh2というリンパ球が増え、その影響でIgE抗体が産生されてアレルギー体質が出来上がり、そのIgE抗体と抗原（ダニなど）が反応して、マスト細胞と呼ばれる細胞などからヒスタミン、ロイコトリエン、トロンボキサンなどの化学伝達物質（ケミカルメディエーター）が放出（遊離）されてぜんそく症状を引き起こし、ロイコトリエンが好酸球（189ページ）を活性化させてリモデリングを引き起こす」という連鎖したメカニズムになります（またまた医学部の講義のような文章で申し訳ありません）。

抗アレルギー剤にはケミカルメディエーターの遊離を抑えるものと、その働きを抑えるものに大別されます。

(1)メディエーター遊離抑制薬：マスト細胞からの化学伝達物質の遊離を抑える薬です。インタール、アレギサール、リザベン、ソルファ、ペミラストン、などがあります。

(2)ヒスタミン拮抗《きっこう》薬：ヒスタミンはアレルギー反応のうち「すぐに始まる症状（即時反応）」を引き起こします。それを防ぐ薬です。ザジテン、アゼプチン、ゼスラン、ニポラジン、アレジオン、セルテクト、などがあります。

(3)ロイコトリエン拮抗薬：ロイコトリエンは「数時間後に始まる症状（遅延反応）」と、「気道の慢性炎症やリモデリング」を引き起こします。それを防ぐ薬です。オノン、シングレア、キプレス、アコレート、などがあります。

(4)トロンボキサンA２拮抗薬・合成阻害薬：トロンボキサンは気管支を強力に収縮させます。その働きや、体内で合成されることを抑える薬です。ブロニカ、ベガ、ドメナン、などがあります。

(5)ヒト化抗ヒトIgE抗体：体内のIgE抗体に結合して「アレルギー反応を起こさせなくする」薬です。ゾレアという注射薬です。

(6)Ｔｈ２サイトカイン阻害薬：アレルギー体質を作り上げる作用を持つＴｈ２リンパ球の働きを抑える薬です。アレルギー体質が作られることを抑える薬といえます。アイピーディ、といいます。

(7)小児ぜんそく・ぜんそく様気管支治療薬：Ｔｈ２リンパ球などの働きを調整する「免疫調整作用」を持っています。ヨウレチンという薬です。

抗アレルギー剤はこのように種類の多い薬ですから、ぜんそくの症状やタイプによってさまざまに使い分けられますが、いくつかの薬には「定番」的な使われ方もあります。

たとえばインタールは運動誘発性発作の予防とか、吸入療法の基剤としてよく使われますし、ロイコトリエン拮抗薬はリモデリングの予防のために使われることもあります。(6)のアイピーディとか(7)のヨウレチンには、他の薬にはない「アレルギー体質が作られることを防ぐ」可能性があります。

筆者らはアレルギーの基礎治療薬として、成人では(2)と(3)、小児では(3)と(7)を定番として処方しています。

④ヨウレチンは意外な「隠し球」？

一般的な抗アレルギー剤は、すでに出来上がってしまったアレルギー体質によって引き起こされるアレルギー反応を抑えるものがほとんどですが、このヨウレチンはリンパ球に働きかけて、アレルギー体質ができるのを抑制する「免疫調整作用」を備えています。

成分は大豆のレシチンとヨウ素という天然成分で、ヨウ素過敏症か甲状腺疾患がなければ副作用もほとんどありません。昭和33年の発売以来長く使われている薬です。乳幼児にも安全でぜんそく様気管支炎にも効果があり、筆者らは小児ぜんそくの基礎治療薬として先代久徳の時代から処方しています。

一般に一度できてしまったアレルギー体質は数値が多少変動することはあっても消えることはないとされていますが、筆者らの経験では、小児ぜんそくで治療開始時には陽性であったアレルギーが、経過中に完全に陰性になる（アレルギー体質がなくなる）例がごく少数ですが間違いなく認められます。この効果がヨウレチンの免疫調整作用によるものかについての具体的なデータは出ていませんが、ひょっとしたらヨウレチンは意外な隠し球なのかも？　と筆者は考えています。

5.「気道粘膜への刺激のルート」が原因になっている場合

ぜんそくの原因である「気道過敏性」に直接働きかけて発作を引き起こすきっかけの一つに「気道粘膜への刺激のルート」があります。

過敏な気道粘膜への直接の刺激がきっかけになって発作が引き起こされるのですが、その代表格は、第2章「4」でお話しした「運動誘発性ぜんそく」です。一定の強さの運動をした5〜10分後にかけて気道が収縮して発作を起こし、多くの場合は自然に20〜30分で回復します。原因は現在でもはっきりとはわかっていませんが、気温が低くて空気が乾燥しているほど起こりやすく、第2章「7」のグラフ（107ページ）からもわかるように、重症例ほど起こりやすくなりますから、過敏な気管支が運動による呼吸量の増加により「乾燥して冷やされる」ために症状が現れるのであろうと考えられています。運動前のインタール吸入、アドレナリン系の気管支拡張剤吸入とか、運動前のウォーミングアップなどで予防します。

運動誘発があるからといって運動を控えることは良くありません。上手に予防しながら鍛錬も含めた生活療法を行い、ぜんそくの重症度を改善させれば運動誘発も改善に向かうからです。

運動誘発以外での「刺激」による発作のきっかけには、クーラーの冷気、たばこの煙、香水の香り、花火の煙、たき火の煙、車の排気ガス、有機溶剤の臭い、刺激性の物質、大声で笑う、はしゃぐ、むせる、などがあります。「その刺激が強くなれば、健康な人でも咳き込むことがある」ような性質の刺激がきっかけになります。大声で笑う、はしゃぐ、むせる、などは一時的な過呼吸によるものですから運動誘発と似た現象といえます。原因となる刺激を避けることが目先の対応となります。根本的な対応は運動誘発に準じます。

6.「感染のルート」が原因になっている場合

「気道過敏性」に直接働きかけて発作を引き起こすきっかけの二つ目は、「感染のルート」です。

第2章［4］でもお話ししたように、細菌やウイルスなどの病原体が気管支に炎症を起こす「気管支炎」や、それが重症化した「肺炎」を併発することにより、発作が引き起こされます。

感染の気管支への影響は、「ぜんそくではない人」であっても「咳が出て痰が湧き出して時には熱も出て入院もありうる」という「相当に強い継続的な刺激」になります。ですから健常人よりも1000倍も敏感な気管支を持つ（22ページ）ぜんそくの患者さんが感染を併発したときには、「ひとたまりもなく」頑固で強い発作が出現します。通常の発作止めの効果は極めて弱くなるか完全に失われて、発作は重症化・重積化します。そして病原体が細菌であれば抗生剤で殺しきってしまうまで、抗生剤が効かないウイルスであれば体力がウイルスを駆逐して「感染がおさまるまで」発作が持続します。

重症化しやすく薬も効きにくくなるのですから、ぜんそく死のリスクは高まります。気道感染がぜんそく死に至る発作の原因のトップであるというのはこのような理由によります。幸いに重症化しなかった場合でも、軽症難治型になることもしばしばあります。そして子どもの感染の7割以上は抗生剤が効かないウイルス性ですから、感染合併時には「細菌性かウイルス性か」を早期に見極めなくてはなりません。以上のような理由で、筆者らでも感染併発時には神経を使い、緊張します。

感染ルートへの対策は「早期発見・早期対応」につきます。感染の（気管支炎の）典型的な症状は、「熱が出て（細菌感染の場合は）痰が膿のような黄色から緑色になって咳がひどくなる」というものですから、これらの症状に対して注意を払う必要があります。ごく初期には「いつもと違って日中なのに息を吐くと軽くゼーという」軽症難治性の形で始まることもあります。対応の中心は迅速で確実な感染対策と、通常よりも強めに発作を抑えるための「感染時用の対症療法」になります。必ず医師の指示に従うようにしてください。

7.「根治のための方針」を仕上げる

さて、ここまでで5つの発作のルートへの対応法について、一通り説明がすんだことになります。次の作業は、病歴調査で分析した「発作のきっかけ」を参考にして、ぜんそくを根治させるための生活療法の計画を立てることが仕上げの作業になります。生活療法の「処方箋」を立案するということであり、そのためにはまず病歴調査の結果から発作のルートを分析して、ぜんそくの原因を整理しなければなりません。

227ページのC君の【病歴】を参考にして発作のルートを分析してみましょう。

①の「しばしば夜中に鼻閉・鼻汁」「夜間（寝入りばな）の咳」「日中はほぼ無症状」は「体のルート」といえます。「熱は出ていない」のは「感染は否定的かもしれない」というところまでしか判断できません。熱が出ていればそれだけで「何らかの感染あり」と判断できます。

②の「生後半年頃（春）」「夜中と明け方（から起き抜け）の咳」「起き抜けから午前中にかけて鼻水」も「体」です。「喘鳴はない」からはまだぜんそくは始まっていないと判断できます。「熱もない」のは①と同じです。

③の「卵白2、牛乳2、ダニ0、ハウスダスト0」はまだ吸入性抗原には感作されていないことがわかります。

④の「季節の変わり目とか梅雨時」「寝入りばなや朝方」「寝て2～3時間後」「温↓冷の温度変化」は「体」ですが、「外遊びの多かった日の夜」からは少し微妙になります。

「心のルートが絡み始めたかな?」と疑ってみることが肝要です。

⑤の「入園後」と「4月頃」は悩ましいところです。「春」と考えれば「体」ですが、「4月という入園の時期」と見なせば「心」になるからです。「夜の咳」は「体」、「ゼイゼイ言う」のは、それまでの経過からもぜんそく様気管支炎ではなく「ぜんそくが始まった」と考えるべきでしょう。

⑥「秋から寝入りばな」「月に1回寝入りばな」は「体」ですが、「週末に崩れる」ようになってきたのは「心」といえます。

⑦「年中の秋」は「体」です。「弟が生まれ」「自宅に戻ってきた日」は典型的な「心のルート」です。その影響力は強く、初めて「午後3時頃」という時間に発作が始まっています。「気持ちが悪い」と訴えたのは強い心理的葛藤があったのでは?と疑わせます。

⑧の「年長の春」「転居して(幼稚園も変わった)」は明らかに「心」です。この頃から心理的な要素が強くなって、発作のパターンも複雑化しています。「日中も崩れる」「体の中にカレンダーがあるかのように」は「心」であり、「日曜日の寝入りばなから午前2時頃」は「心+体」といえます。「寝入りばな」「真夏と真冬は多少落ち着いて」「春、秋、雨の前、台風の前」は「体」、「大声で笑う、はしゃぐ」は「刺激」、「熱が出るとひ

どくなりやすく」は「感染」です。

⑨血液検査ではダニ6、ハウスダスト6、猫4、犬3、スギ0、卵白2、牛乳2、小麦0、大豆0、米0、という結果であり、吸入性抗原の感作が進んでいます。

⑩「この子は気管支が弱くて細いから発作になる」といわれて母親の不安が増し、「背中に耳を当てて」本人の発作状態を確認するという、母親の「発作に対する不安」が本人にも以心伝心で伝わり、「心のルート」のパターンが変化してきています。⑤⑦⑧などでの心因は「入園とか弟が生まれて」の「分離不安」が主体ですが、⑩では「吸入器を片付けると発作が再発」とか「押入れにしまうと発作」というように、発作に対する不安からの「心理的な薬物依存」が主体になってきています。

全体を眺めてみれば、「体のルート」で始まり、母親の心配性が影響して徐々に心因がらみとなり「心のルート」も完成し、複雑化して「刺激」や「感染」も絡む形で重症化していることがわかります。そして、血液検査で抗原陽性であってもアレルギーによる発作は現れていないようです。

ここまでわかれば、C君の治療計画の立案は容易です。「荒々しくイキイキと大胆にする」方針での「心」への対応が50％、「鍛錬の充実」による「体」への対応が35％、アレルギーの基礎治療としての抗アレルギー剤と減感作療法での対応が15%ぐらいの割合、がC君の生活療法の処方箋になります。そして、それほどかかわりの強くない気道過敏と感染については、生活療法を進めながら様子を見てゆけばよいのです。

このC君のケースは比較的原因分析しやすいパターンです。大人で病歴が長い場合はこの何倍も複雑になることも珍しくはありません。いずれにしろこのような形で、生活療法の処方箋を「立案」することが、ぜんそく征服の五原則の要なのです。

8. 生活療法の方針を立てる際に留意したいポイント

ぜんそくの原因はさまざまですから、生活療法の方針を立てるうえでもさまざまな注意点が出てきます。ここでは代表的なものを簡単にまとめておきます。

①運動するときの注意点は？

運動には運動誘発性ぜんそくの発作を起こしやすいものと、起こしにくいものがあります。起こしやすい運動の代表格は自転車です。起こしにくい運動の代表格は水泳です。温水プールだとまず起こりません。

そのような理由で水泳はぜんそく児に最も適した運動のように思われがちですが、毎日プールへ行くならともかく、週に1回温水プールで泳ぐぐらいでは（泳ぎを覚えるためなら別として）鍛錬としては不十分です。泳ぎそのものもタイムを競う競泳よりは長距離を泳ぐ遠泳のほうが持久力の面からは好ましいようです。

運動誘発への対応法は、運動前にインタールを吸入しておくとか、ウォーミングアップを工夫して予防する、運動誘発を起こす強さの運動の7～8割程度の運動を続けて徐々に改善させていくなどの方法があります。

明らかな運動誘発がなければ、日常の運動で最も手軽でお勧めの運動は、前にも述べたように、少し息切れして汗ばむ程度の早足歩きやジョギングです。これを毎日20分以上コンスタントに続けるといいと思います。

②お勧めできない趣味は？

書道、お茶、お花、囲碁、将棋、編み物などの「活動的でない趣味」ばかりというのはお勧めできません。趣味や余暇活動のうち7割程度は、活動的なもののほうが好ましいのです。それもゴルフなどのようにスケジュールを組んでやるものではなく、いつでもやりたいときに手軽にできるものがベストです。

子どもであれば、サッカーや空手、剣道など格闘技的な要素のあるスポーツをお勧めします。頑張るホルモンの働きがよくなります。中高年の方にとっては張りと生き甲斐は何よりの薬になります。よい趣味を見つけるようにしましょう。筆者の最近のお勧めは写真撮影です。デジカメが普及してフィルム代がかからなくなりましたし、スナップや身近な四季の花などを撮っているだけではなく、鉄道・名所・お祭り・町の移り変わりなどの目的を持って撮影に出かけるようになると、気づかないうちにかなりの距離を歩いてしまうものです。

③ＰＭ２・５についてはどう考えればいい？

中国で大問題となり、日本へも飛来してくるということで、ぜんそく患者さんも気にしている方が多いと思います。実は日本でも20年前から問題提起されており、高濃度のＰＭ２・５は人間のスギ花粉症を悪化させる可能性があるとの指摘があります。

ぜんそくとの関係は現時点では不明ですが、今年の夏頃に北京在住の日本人医師に尋ねたところ、「自分が見聞きした範囲内では、規制値以内の濃度のＰＭ２・５で呼吸器疾患が悪化したという明らかな情報はない」とのことでした。それでも汚染された空気が健康によいはずはありませんから、重症のぜんそくの方は濃度が高い日にわざわざ外出するようなことは避けるに越したことはないでしょう。

④エアコン（冷房）を使うときの注意点は？

外気温との差が極端になると季節が変わるのと同じです。35度の真夏に室温設定20度なら、室内はもう秋です。これでは自律神経のバランスが崩れて発作が起きる可能性があります。かといって夜中に熱中症になってしまっては困りますから、夜間睡眠中のエアコンは、普通に眠ることができる最低限の使用にとどめてください。28度くらいに設定して極端に冷やさないようにしましょう。

また真夏の炎天下から冷房の効いたお店などに入るときは、冷たい空気の刺激で、気道過敏性が強い人は発作が起きることがあります。そういうときは予防のためにマスクをして入るのがいいと思います。

⑤水分はとったほうがいい？

水分はとってください。漢方では「水分をとらないように」という指導がされることもあるようですが、それは明らかに間違いです。水分が足りなくなると痰が粘っこくなって、吸入や点滴などの対症療法の効果が出にくくなることもあります。

特に注意が必要なのは、夏場の外遊びや外出など。大人もそうですが、子どもはそれ以上にこまめに水分を補給して脱水状態にならないように心がけてください。

⑥食事で特に注意することは？

食物アレルギーがなければ飲食で特に注意することはありませんが、まれに食べすぎると発作が誘発されることがあります。これは胃の一気の過膨張が原因になって自律神経のバランスが乱れるためですから、乱暴なようですが喉を指で刺激して強制的に吐かせてしまえばたいていパッと治ります。いずれにしろ食べすぎはよくありません。腹八分目を心がけましょう。

⑦アルコールは大丈夫？

お酒を飲んで発作が起こるのは次の二つのケースです。一つはアルコールそのものが自律神経のバランスを乱し発作を起こすケース、もう一つはワインとか麦焼酎とか特定のお酒を飲むと発作を起こすケースです。前者は遺伝的な要素が大きいのでコントロールが難しく、酒量の限度を知るなどして対策を取るしかありません。

特定の酒類で発作を起こす場合は、原材料に対するアレルギーの可能性もありますから、検査を行い、アレルギーがあればその対策を考えることになります。

⑧たばこは厳禁？

たばこは１日２〜３本ぐらいで、深く吸い込まず口のなかで「ふかす」程度であれば、ご本人のぜんそくに対しては大して悪影響はありません。ですから、その範囲内であれば目くじらを立てて「ぜんそくにたばこは厳禁！」とまで言いきるのは過剰反応です。しかし副流煙による受動喫煙は周囲の人に悪影響がありますし、子どものぜんそくでは親の喫煙は問題になります。また喫煙は歯槽膿漏とか、肺気腫や慢性気管支炎などのＣＯＰＤ（慢性閉塞性肺疾患）の原因にもなりますし、ぜんそくの人が何もわざわざ汚い空気を吸うことはありません。たばこはおやめになることを強くお勧めします。

⑨臭《にお》いで注意が必要なのは?

臭いの刺激も発作を引き起こします。香水、たばこの煙、たき火の煙、シンナー、酢、ガス……。通常、草花など自然の臭いで発作を起こすことはまれで、多くは人工的な臭いです。健康な人でもむせたり、咳き込むような刺激の強い臭いは避けるに越したことはありません。

⑩人込みに行くとき気をつけることは?

人込みでは感染を拾うリスクがあります。ポイントは日光の当たる場所かどうかです。日光の当たる人込みのホコリなどは紫外線消毒されているので、細菌感染については安全ですが、日光の当たらない人込みのホコリは細菌の運び屋ともいえます。デパートのバーゲン会場とか、子どもが大勢いる春休みや夏休みの映画館などは、感染を拾いやすいところですから気をつけてください。

⑪旅行するときの注意点は？

大事な点は３つ。常備薬（特に即効性のある発作止め）を忘れないこと、いざというときの対応について医師から指導を受けておくこと、海外へ行く場合はかならず現地の医療体制について確認しておくことです。旅行期間が短いときなどは、思いきって全身性のステロイドを計画的に服用して、旅先ではまず崩れない状態にして出かけるという方法もあります。この場合は医師と相談して使う薬の銘柄とか飲み方の指示を受けることが必要になります。

子どもの修学旅行などの場合も基本的には同じですが、枕投げをしないとか、キャンプファイヤーでは煙を吸わないように気をつけるなどの注意が必要になります。

⑫妊娠出産はだいじょうぶ？

「ぜんそくだからお産は無理」といわれて子どもを作ることを諦めていた患者さんもいるようですが、ぜんそくでも妊娠・出産は普通にできます。筆者は重症ぜんそくＩＣＵに２回も入院した女性で、４人の子宝に恵まれた方を存じ上げています。

●ぜんそく征服の五原則（その４・実行）――効果を確認しつつ生活療法を実行する

１．「勉強第一実行第二」を忘れないで

ここまでぜんそくについての「勉強」が進んで、自分自身のぜんそくの根治の方針（対症療法と生活療法）が定まれば、あとは「実行あるのみ」です。**生活療法は「性格と体質を作り替える作業」**ですから、医者まかせでは効果は上がりません。患者さん自身が実行しなくてはならないのです。**総合根本療法は「勉強第一実行第二」の治療法**なのです。

ですから総合根本療法は、患者さんの「理解と実行の手際のよさ」が治療効果に直接影響します。「一を聞いて十を知る」患者さんと、「十を聞いて一を知る」患者さんでは、治療効果に１００倍の差が出ることになります。効率よく治療を進めるためには家族全員が正確に足並みをそろえて治療方針を理解しなくてはならないのです。

たとえば小児ぜんそくであれば、家族は、「夫婦・家族が仲良く気を合わせて、年上の役割を成し遂げ、子どもの生活を意欲的活動的にしていくこと」が必要であることなどを「勉強」しなくてはなりませんが、この勉強を効率よく進めるためのお勧めは、**「診察の内容を録音して持ち帰って聞きなおす」**ことです。「家族全員が正確な知識を身につける」ためには極めて効率のよい方法といえます。ですから久徳クリニックの診察は「録音大歓

迎」になっています。

2. 効果を確認しつつ生活療法を実行する

生活療法開始後、幼児から小児では6割までの患者さんは4週間以内に、大人では約半数の患者さんは7日以内に、3分の2までの患者さんは60日以内に（吸入ステロイドは使わなくても）健常人とほぼ同様の生活ができるようになります(27)。その後1～3年かけて対症療法の薬を減らしていきますが、最も慎重にならねばならないのはこの時期です。発作が目先の発作が楽になっただけで、「もう治った」と考えてしまってはいけません。発作が「薬で抑えられているだけ」であれば、安易な判断で治療を中断すれば再び悪化します。

生活療法が計画通り実行できているか、感染を起こしたときの崩れ方はどうか（これがいちばん確かな気道過敏性のチェックになります）などをチェックしながら、徐々に薬を減らしていきます。薬を減らして悪化した場合には、その悪化したパターンを調べ原因分析と生活療法の「とりこぼし」を見つけ出します。

このようにして、1～3年かけて自分のぜんそくの原因を「洗いざらい見つけ出してし

まう」ことが大切なのです。ぬかりなくすべてに気を配って生活療法を実行していけば、初診後1年で約80%、3年で約90%までの患者さんは「治療のゴール」の③までは到達できるはずです。

3. 経過が思わしくないときの対応

生活療法を開始しても症状が改善しない場合とか、調子が良かったのに久しぶりに発作が起きた、などという場合には生活療法の出来具合を見直します。治療開始後に調子が悪くなると落ち込んだりうろたえたりする患者さんや親御さんもいらっしゃいますが、生活療法開始後から3年以内は「崩れてもかまわない、発作が来るなら来やがれ」という気持ちでいることが大切なのです。経過が思わしくないということは、原因分析から生活療法の実行までのどこかに「とりこぼし」があるわけですから、それがわかればより精度の高い治療が可能になるからです。

ですから生活療法開始後に発作が現れたとしたら、その発作は「**さらに良くなるための手がかり足がかりになる**」ということになります。五原則の2の原因分析のやり方にそって、改めて原因分析を行い、見落としていた原因、取りこぼしていた原因を見つけ出していくのです。この作業を繰り返して、自分のぜんそくの原因を洗いざらい見つけ出していくのです。

それには通常1~3年かかります。最後のほうに残っている原因ほどわかりにくいし、根深く、治りにくい問題であることが多いからです。「初診後1年で約80%、3年で約90%までの患者さんは、臨床的に治りアフターケアに進める」というときの1年、3年は、ぜんそくの原因を洗いざらい見つけ出すために必要な期間でもあるわけです。

ですから生活療法開始後に発作が起きたら、そのときこそが総合根本療法の「勉強と実行」がうまくいっているかどうかをチェックする絶好のチャンスといえます。

発作が起きるたびに「今回はこういうパターンで発作が起きているから、多分原因は心と体と感染がこれくらいの比率でかかわっているはずだ。それならこのように対応すれば、今後このような発作は起こらないはずだ」「この考え方で間違っていないのか、今度の診察のときに先生に質問してこよう」という形で自分のぜんそくを分析して、その後の対応の「正解」を見つけ出せるようになっていくとよいのです。それができるようになったときが、文字通り「自分のぜんそくは自分で治せる」ようになったときなのです。

そのための心得をキャッチフレーズ風にまとめると、こうなります。

「発作は起きるときには起きるもの。慌てず、騒がず、笑顔で乗り越え、原因分析しっかり行い、今後の対策きちんと立てて、わからなかったら勉強第一」。これが、総合根本療法、生活療法を成功させる極意といえます。

4．見直すポイントはどんなところ？

経過が思わしくないときに「よくあるパターン」についてお話ししておきましょう。

①自分に必要な知識を身につけているか？

経過が芳《かんば》しくない原因として最も多いのはやはり患者さんの勉強不足です。しかしこれは止むを得ない面もあります。ぜんそくも他の病気と同じように「お医者さんに薬で治してもらうもの」と思いこんでいる患者さんが、突然にぜんそくの仕組みだとか総合根本療法などを説明されたとしても、スムーズに理解することは相当に難しいからです。特に診察室でサラサラと話を聞いて、その内容を正確に理解するなどということは到底不可能です。

さらにはぜんそくを治すための「すべて」の知識を知るためには、話を聞くだけでも30

時間程度は必要になります。本書文中でも時々出てきますが、筆者らはぜんそく根治のための勉強会（喘息征服セミナー）を4クール7年間にわたって開催していました。第一講から十二講まで、「ぜんそくの仕組み」「アトピー、鼻炎との相互関係」「鍛錬療法・感染対策」「腹式呼吸と排痰法」「発作の上手な乗り越え方」「生活療法の進め方」「薬の使い方と副作用」などのテーマで、毎回1時間半の講義と1時間の質疑応答を行っていました。ここまで勉強ができれば、ほぼすべてのパターンのぜんそくに対応できることになりますが、現実にはすべての患者さんがそこまでの勉強をしなくてはならないわけではありません。

患者さんはぜんそくを治すためのすべての知識の中から「自分のぜんそくを治すために必要な部分の知識」を正しく見極めて身につければよいのです。必要な知識とそうでないものを整理して、自分自身の治療に必要な「オーダーメイドの知識」を身につけることが大切なのです。そのためにはすでにお話ししたように「医師の説明を録音して何度も聞きなおすこと」がいちばんのお勧めです。大勢の患者さんを見ていても、毎回熱心に録音される患者さんはやはり治っていくのも早いようです。

②生活療法をサボっていないか?

生活療法が理想的に進んだ場合には、ぜんそくは「わかった、やった、治った」という形で根治していきます。

それでも人間にはどうしても弱い面はありますし、機械ではありませんから、「やらねばならない」とわかっていても「やれない」ことはよくあります。これはぜんそくに限ったことではありません。糖尿病でも「食事療法と運動をやりなさい」と指導されてもサボってしまって、失明したり腎臓透析になったり足を切断してしまう患者さんは少なくありません。

生活療法をサボってしまった場合は残念ですが効果は現れにくくなります。それでも対症療法で楽になっていればまずはやれやれということになります。

治療の最初からサボってしまう患者さんは困りますが、中にはこんな人もいます。「先生、まだ発作が少しは出るけれど、お薬いただいていれば普通に生活できるし、夜もぐっすり眠れます。飲み続けていたステロイドもやめることができたし、今は昔に比べれば極楽です。ほんとうにこれで満足していますから、しばらくお水かぶりは堪忍してくださいよ……」。こんなサボりだったらちょっとはいいかな? と筆者は考えています。

③「全体の見直し」も時には必要

全体としては初診時の半分以下か3分の1ぐらいまでに改善して、生活療法も真面目に実行しているにもかかわらず、時々（年2〜3回程度）感染以外のルートで崩れる、という場合には、「全体の見直し」が必要になることもあります。

「全体の見直し」というのは次のような作業です。

たとえば275ページのC君の場合、生活療法で「力を注ぐ比率」は治療開始時では「心50％、体35％、アレルギー15％」でした。治療開始時のぜんそくのひどさを100とすれば図12の一番上のグラフが治療開始時のものになります。その後ご両親が治療に専念され、全体に占める割合で心の問題は40％、体の問題は20％、アレルギーも10％が「解決」したとします。真ん中のグラフの「網かけ」のところが解決した部分ということになります。そうしますと現在では、当初100あったぜんそくのひどさは30まで減少し、その原因の内訳は「心10、体15、アレルギー5」であり、その比率は「心33％、体50％、アレルギー17％」になっています。

つまり現在では、初診時に比べると、ぜんそくのひどさは3分の1以下に改善していますが、原因の比率は当初の「心50％、体35％、アレルギー15％」から「心33％、体50％、アレルギー17％」という形に変わってきていることになります。心と体の比率が逆転していることがわかります。

ここで二つの見直しをしなくてはならなくなります。一つはC君のぜんそくの原因の内訳は初診時とは変わってきていて、心の問題は相当解決し、現在では体の問題のほうが多く残されている（＝取りこぼされている）ということです。二つ目は、現在残されているぜんそくの原因は、「いままでの努力では改善しなかったところが残っている」わけですから「今後もいままでと同じことをしていては改善は望めない」という事実です。この2点について検討し今後の生活療法の方針を調整していくことが「全体の見直し」ということになります。

●ぜんそく征服の五原則（その5・仕上げ）――再発防止のためのアフターケアを行う

このようにして「治療のゴール」の③の状態に達したら、生活療法の仕上げである5．のアフターケアに進みます。

アフターケアの第一歩は、「喉元過ぎたらついうっかりサボってしまって再発した」などというもったいないことが起こらないように、油断なく生活療法の効果を継続させるこ

（図12）「全体の見直し」の考え方

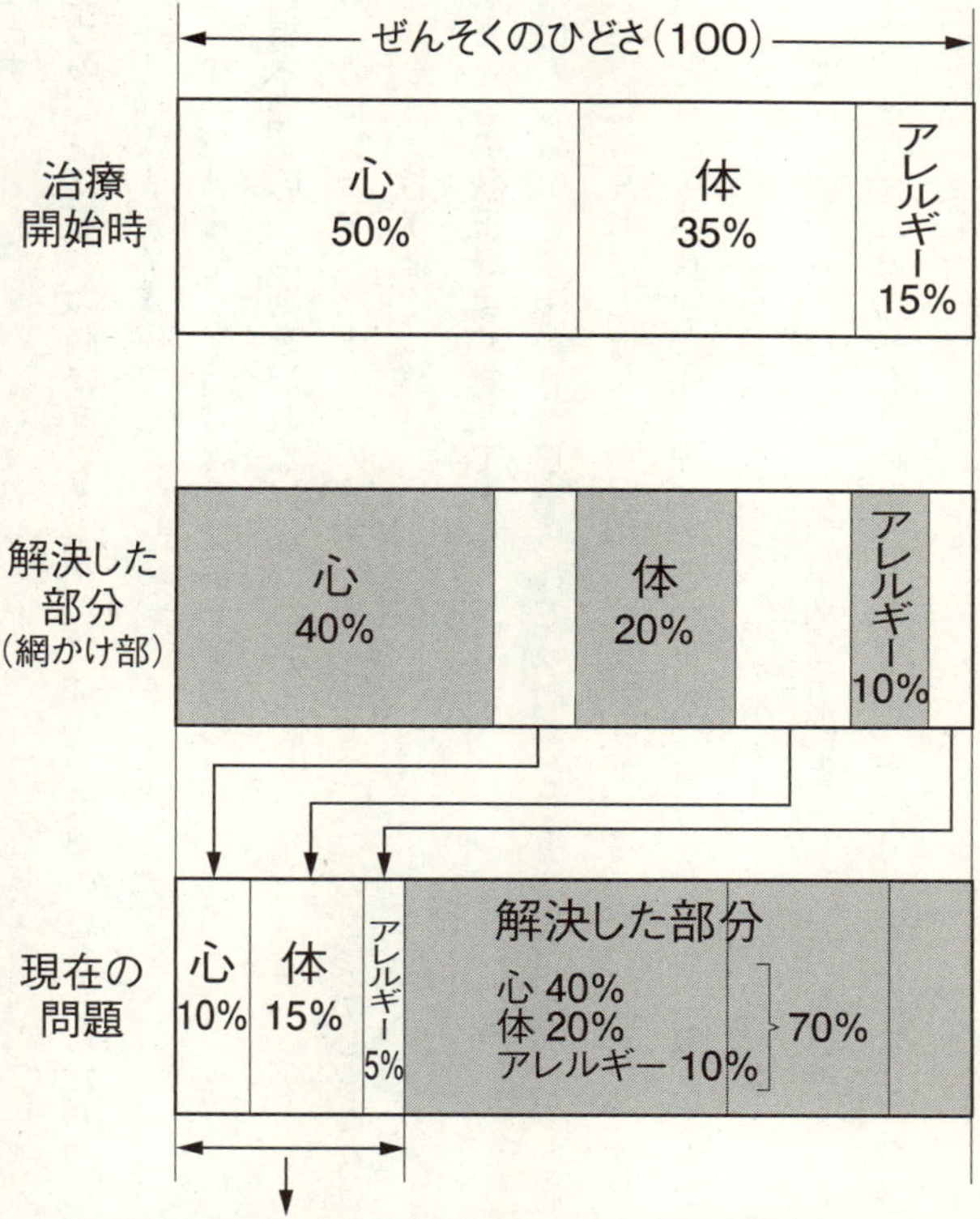

ぜんそくのひどさは 10＋15＋5＝30 まで改善している。
「心：体：アレルギー」の比率は「33%、50%、17%」に変化している

とになります。

そのための心構えを、順調にアフターケアに進んだ大勢の患者さんたちのご意見も参考にして、いくつかまとめてみました。

1. 油断しないでぜんそくを治しきる覚悟を定める

2. 総合根本療法の五原則を忘れない

この2つの項目はアフターケアの基本の「キ」です。この2つが心もとなければアフターケアどころではありません。

3. 崩れたときの状況をよく覚えておく

これは何人もの患者さんがおっしゃられていたことです。人間どうしても病気で辛かったときのことは「忘れてしまいたい」のが人情ですが、そうではないのです。「悪かったときの生活状態とか心理状態とか毎日の気分をしっかり覚えておいて、忘れないようにする。そして今後の生活の中で、その悪かったときの気分などに『近づいていく・向かっている』と感じたときには、早めに方向転換してその気分から離れていけばいいんですよ。そうすれば再発しないはずでしょ?」ということなのです。筆者もお聞きしてなるほどと思いました。

4. さまざまな悪化や改善のパターンを知っておく

自分の崩れたパターンだけではなく、大勢の患者さんのさまざまな悪化や改善のパターンを知っておくことが、ぜんそくという「敵を知る」ことになります。２４９ページでもお話ししたように、良くなった患者さんの体験談は非常に役に立ちます。

5. 発作が楽しめるようになれそうですか？

生活療法が順調に進んで、発作の原因分析がしっかりできるようになると、発作が起きたときでも、あわてず騒がず冷静に分析してその後の対応策を立てることができるようになります。このようにして自分のぜんそくの原因をひとつひとつ拾い出して潰《つぶ》していくことが「楽しく」なってくると、「気が付いてみたら発作がちょっと待ち遠しい」「たまには出てくれないかなーなんて思っちゃいますね」「あーこうすると出るんだ、可愛いもんだね」と、発作に対する余裕ができて、発作がまったく怖くなります。こうなるとぜんそくは劇的に改善します。**ぜんそくは「怖がったり嫌ったりしていると治りにくい病気」なのです。**

アフターケアの最終目的は、生活療法で行ってきた「ぜんそくを治すための健全生活」を、患者さんが意識しなくても一生涯継続できるように身に付けていただくことになります。患者さんの「個性」とか「持ち味」の中に、本章でお話ししたような、ぜんそくにならない「性格と体質」が確立されれば、それがアフターケアのひとつの区切りになります。

6. 最後にあたって―アフターケアの最終目標

総合根本療法が目指すところは、患者さん自身の自然の良能の回復であることはすでにお話ししました。その目的はアドレナリンやステロイドという頑張るホルモンの働きをよくすることにあります。アドレナリンやステロイドホルモンは「戦うホルモン」でもあり「たくましく生きるためのホルモン」でもあります。つまり「野性のホルモン」ともいえるのです。

ですから、総合根本療法の基本方針を簡潔に言い表せば、「野性を失わない」「野性を取り戻す」ということであり、これがアフターケアの最終目標でもあります。

本書の最後にあたって、筆者が考える「野性」の定義をお示ししておきます。ぜんそく征服の一助にしていただければ幸いです。

ぜんそくのアフターケアのための「野性」

①暑さをしのぎ寒さに耐える力が強い
自律神経やホルモンの働きがタフで頑健（＝過敏でない）。

②「腹が減ったときほど動く」というくらい活動的
人間はサルの仲間だから、腹が減ったらえさを探しに行くのが自然。サルでも餌付けされて「野性を失う」と花粉症になる。

③過去のことをくよくよ考えない。先行きをあれこれ悩まない
希望があり肯定的な人生観。困っても悩まない、できれば楽しむ。大らか・ほがらか。

④いまを一生懸命、イキイキ前向き
張りと生き甲斐を失うと「頑張るホルモン」の働きは悪くなる。

⑤みんな仲良く子孫繁栄
人間関係が楽しい。人間に興味を失わない。快適で愛情豊か。

参考文献

第1章

(1)「喘息予防・管理ガイドライン2012」〔作成〕「喘息予防・管理ガイドライン2012」作成委員、〔発行〕協和企画、2012.
(2)「小児気管支喘息治療・管理ガイドライン2012」〔作成〕日本小児アレルギー学会、〔発行〕協和企画、2012.
(3) 久徳重盛「小児の心身症―呼吸器系」小児医学、第8巻第5号、1975.
(4) 久保政次、舟橋　茂「喘息性気管支の考え方」現代医療、第5巻、1973.
(5) 牧野荘平「アレルギー性気管支炎」日本臨床、第41巻第3号、1983.
(6) 安藤格、他「いわゆる小児喘息の診断と治療」治療、第49巻第5号、1967.
(7) 尾内一信、田中孝明「小児・成人の百日咳の治療」日本医師会雑誌、第141巻第5号、2012.
(8)「よくわかるアレルギー性疾患と治療法」伊藤幸治、日本医事新報社、1993.
(9)「小児の気管支喘息」久徳重盛、金原出版、1970.
(10) 久徳重和「難治性成人気管支喘息の心身医学的検討（第2報）」呼吸器心身症研究会誌、第8巻第2号、1992.

(11) 満川元行「アレルギー疾患治療の今昔」小児内科、第15巻第10号、1983.

第2章

(12) 「喘息予防・管理ガイドライン1998」〔作成〕厚生省免疫・アレルギー研究班、〔発行〕協和企画、1998.
(13) 「人間形成障害」久徳重和、祥伝社、2012.
(14) 久徳重盛「気管支喘息の成立について」アレルギー、第14巻第4号、1965.
(15) 久徳重盛、他「加齢と喘息に関する考察」アレルギー、第25巻第2号、1976.
(16) 久徳重盛「気管支喘息の総合医学的観察―特に小児気管支喘息の発病を中心に―」小児科臨床、第27巻第2号、1974.
(17) 「LS Practiceシリーズ2小児気管支喘息」馬場実、ライフ・サイエンス、1985.
(18) 「問題児治療大系」H.バックウィン・R.M.バックウィン、黎明書房、1966.
(19) 松川武平、他:「自律神経機能とアレルゲン吸入誘発試験との相関」アレルギー、第33巻第9号(抄録)1984.
(20) 久徳重盛「気管支喘息〝主として心理面についての考察〟」小児の精神と神経、第5巻第4号、1965.
(21) 久徳重盛「小児の気管支喘息」現代医学、第10巻第1号、1962.
(22) 前島元信「家屋塵抗原性についての研究　第2編」日本小児科学会雑誌、第78巻第12号、1974.

(23)「食物アレルギー診療ガイドライン2005」〔作成〕日本小児アレルギー学会食物アレルギー委員会、〔発行〕協和企画、2005.
(24) 桂戴作「心身医学から見た食物アレルギー」栄養と料理、第48巻第4号、1982.
(25) 中川俊二、他「食品にたいする異常反応の心身医学的考察」アレルギー、第13巻第5号、1964.
(26) 瀧野増市「喘息の発症に関する諸因子とその対策」診療、第18巻、1965.
(27)「自分で治せるぜんそく根治療法」久徳重盛他、マキノ出版、1978.

第3章

(28)「病める現代と育児崩壊」久徳重盛、中央法規出版、1984.
(29) 久徳重盛、松川武平「経済成長に伴う生物としての健全性の崩壊と心身症、文明病の増加との関係」心身医学　第25巻第1号　1985.
(30) 久徳重盛「気管支喘息の総合根本療法」小児科臨床、第27巻第11号、1974.
(31) 秋山一男、他「我が国における成人気管支喘息の実態」日本胸部疾患学会誌、第29巻第8号、1991.
(32)「気管支ぜんそく」久徳重盛、東山書房、1983.
(33) Haahtela T, et al. Effects of reducing or discontinuing inhaled budesonide in patients with mild asthma. N Engl J Med, 331, 1994.
(34) Kelly HW, et al. Effect of Inhaled Glucocorticoids in Childhood on Adult Height. N Engl J Med, 367,

2012.
(35)「絵はがきにされた少年」藤原章生、集英社、２００５.
(36) 大宜見義夫「こどものカルテ48・喘息は未熟な情動と連動する」SCOPE Vol.23, No.12, UpJohn, 1984.
(37)「母原病」久徳重盛、サンマーク出版　１９７９.

第４章

(38)「情動のしくみと心身症」桂戴作、日本ロッシュ、１９７４.

祥伝社黄金文庫

ぜんそくは自分《じぶん》で治《なお》せる

平成25年12月20日　初版第1刷発行
令和 6 年11月25日　　　第5刷発行

著　者　久《きゅう》徳《とく》重《しげ》和《かず》
発行者　辻 浩明
発行所　祥伝社《しょうでんしゃ》
〒101－8701
東京都千代田区神田神保町3－3
電話　03（3265）2084（編集）
電話　03（3265）2081（販売）
電話　03（3265）3622（製作）
www.shodensha.co.jp

印刷所　堀内印刷
製本所　ナショナル製本

　ISBN978-4-396-31623-5 C0147